医者が教えてくれない
発達障害の治り方 1

親心に自信を持とう！

大久保悠 Okubo, Yu ＋ 浅見淳子 Asami, Junko

花風社

著者紹介

大久保悠（おおくぼ・ゆう）

発達援助者。てらっこ塾代表。

1982年福岡県生まれ。小学校教諭を目指して北海道教育大学に入学するものの、在学中のボランティア活動をきっかけに、自閉症児と家族へのサポートに興味を持つ。あちこちで聞かれた「どうせ、将来は福祉だし」という言葉に憤りと疑問を感じ、この背景には地域に福祉しか選択肢がないことがあると考える。そこから福祉ではない民間の家庭支援サービスを起ち上げることを目標に、第二種自閉症児施設で支援員として７年間、支援学校の教諭として１年弱働いたのち、2013年『てらっこ塾』を函館市に開業する。「家庭で、親子でできる発達援助」を掲げ、現在までに１歳から50代の人達、300人以上の発達相談・援助に関わっている。

てらっこ塾ウェブサイト　http://terakkojyuku.com

浅見淳子（あさみ・じゅんこ）

編集者。（株）花風社代表取締役社長。

慶應義塾大学文学部卒業後、出版社、著作権代理店を経て花風社を設立。

翻訳出版を手掛けるうちに、発達障害の世界と出会う。

以降一貫して発達障害の世界を見つめ、あくまで発達障害者が一般社会で生きることを前提に共存を目指した書籍を作ってきた。

『自閉っ子、こういう風にできてます！』『発達障害は治りますか？』『自閉っ子の心身をラクにしよう！』『芋づる式に治そう！』『人間脳を育てる』『愛着障害は治りますか？』『自傷・他害・パニックは防げますか？』等広く読まれ多くの人に示唆を与えた本を次々編集・出版。

花風社創立25周年を記念して当「医者が教えてくれない発達障害の治り方」３部作を企画した。

花風社ウェブサイト　https://kafusha.com/
花風社読者コミュニティサイト「治そう！　発達障害どっとこむ」
https://naosouhattatushogai.com/

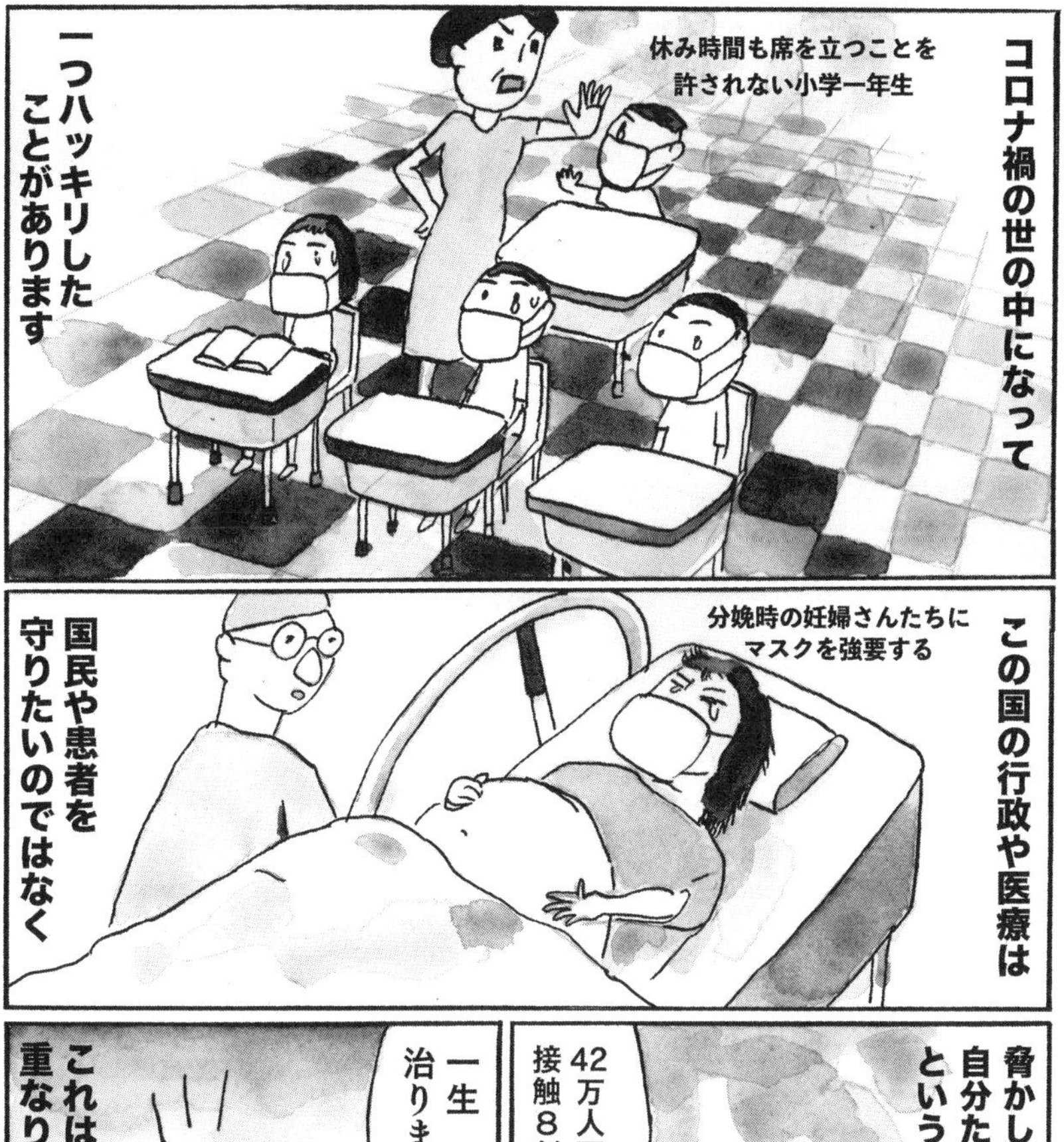

コロナ禍の世の中になって
休み時間も席を立つことを許されない小学一年生
一つハッキリしたことがあります
この国の行政や医療は
分娩時の妊婦さんたちにマスクを強要する
国民や患者を守りたいのではなく
脅かし 委縮させて自分たちが省エネできるやり方を好むということです。
42万人死にます！接触8割減！
ウソつくなよ
これはまさに発達障害の世界と重なり合うのです
一生治りません

診察室で初めて会ったくせに何がわかる

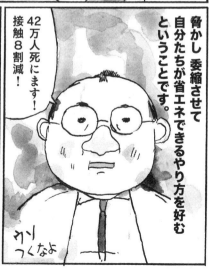

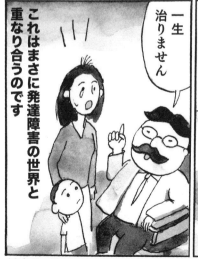

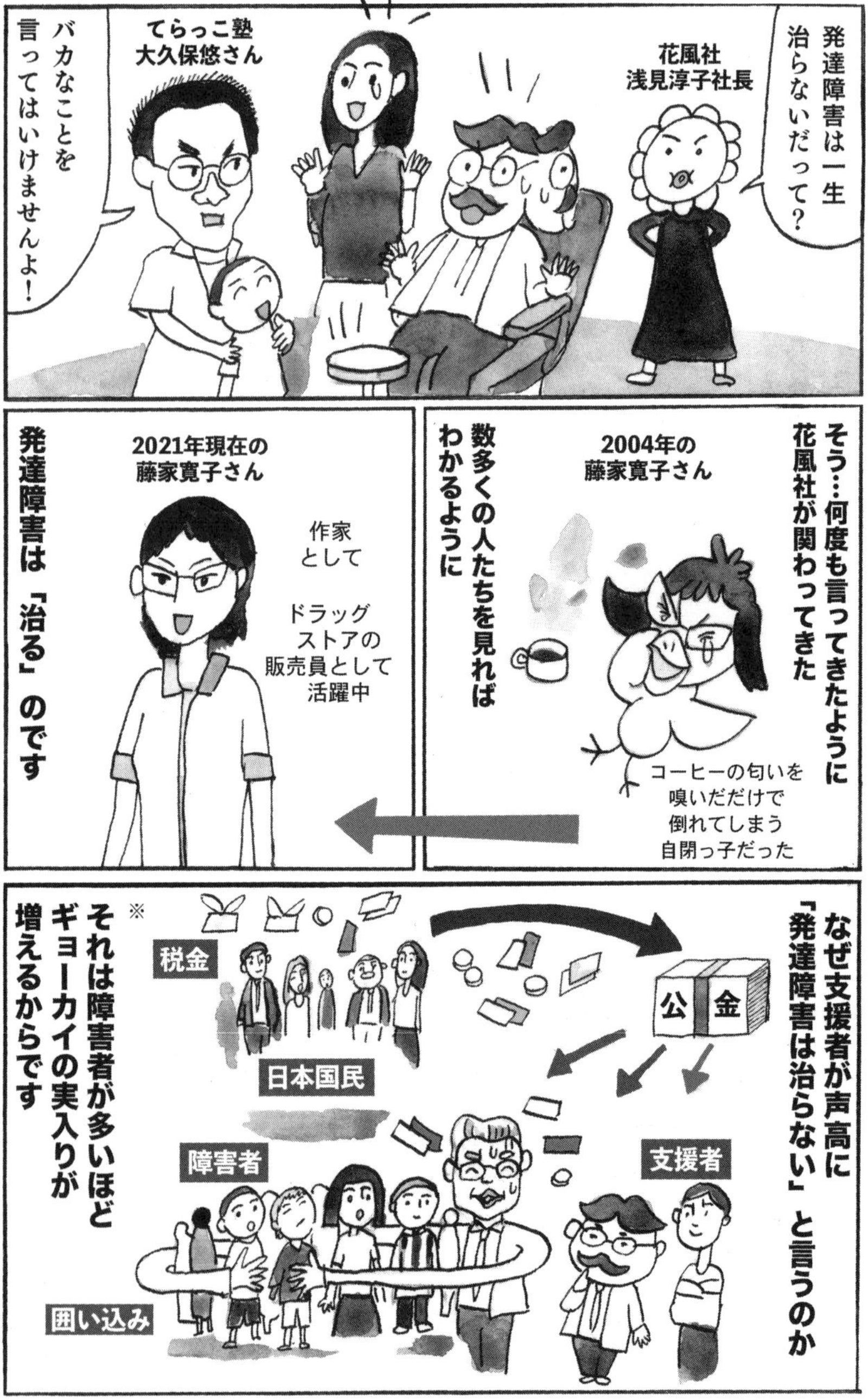
発達障害は一生治らないだって？
花風社
浅見淳子社長
てらっこ塾
大久保悠さん
バカなことを言ってはいけませんよ！
そう…何度も言ってきたように花風社が関わってきた
数多くの人たちを見ればわかるように
2004年の
藤家寛子さん
コーヒーの匂いを嗅いだだけで倒れてしまう自閉っ子だった
2021年現在の
藤家寛子さん
作家として
ドラッグストアの販売員として活躍中
発達障害は「治る」のです
なぜ支援者が声高に「発達障害は治らない」と言うのか
公
金
税金
日本国民
支援者
障害者
囲い込み
※
それは障害者が多いほどギョーカイの実入りが増えるからです

※もちろん重度の人の支援は必要です

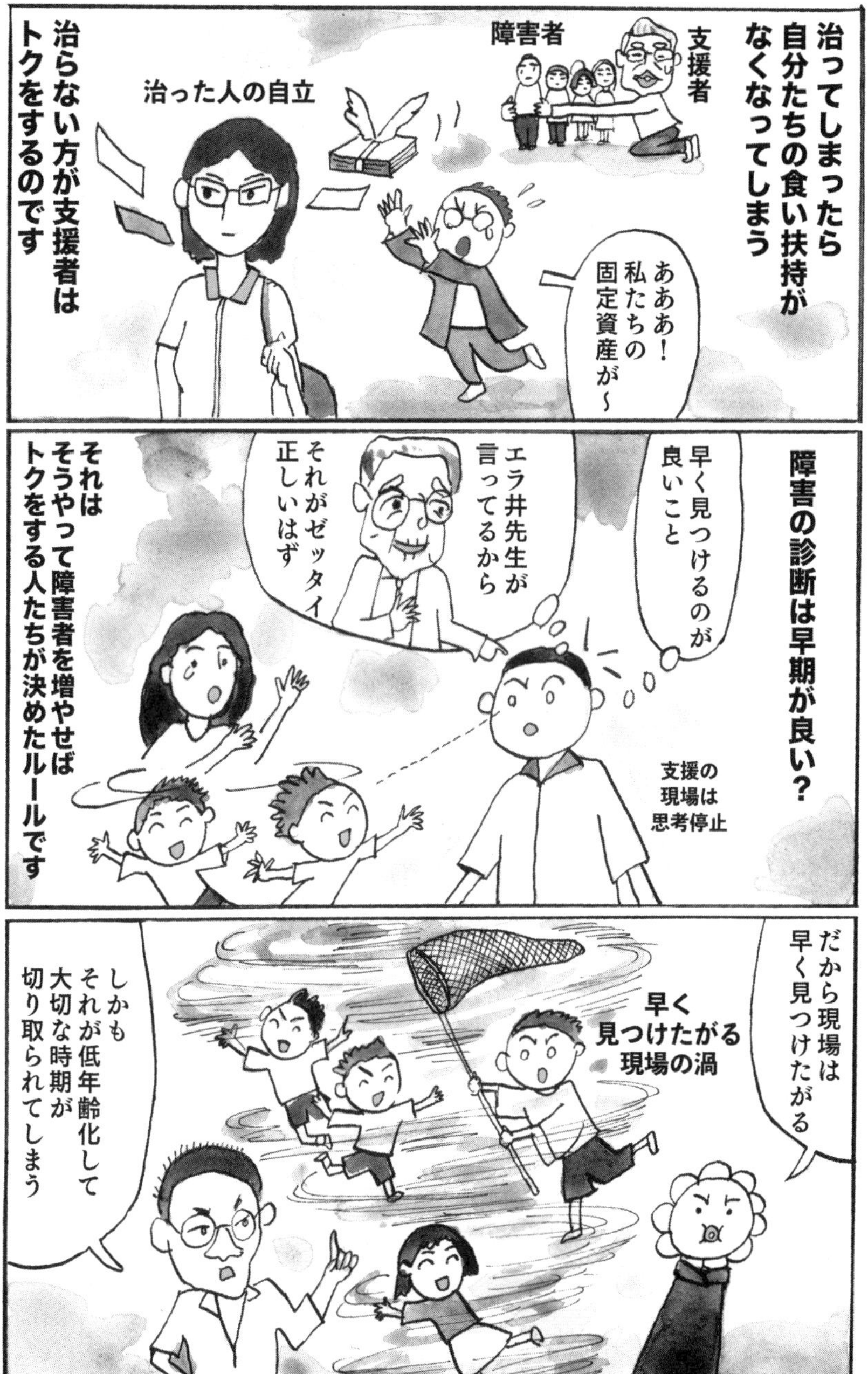
治ってしまったら自分たちの食い扶持がなくなってしまう
支援者
障害者
ああぁ！私たちの固定資産が～
治った人の自立
治らない方が支援者はトクをするのです
障害の診断は早期が良い？
早く見つけるのが良いこと
エラ井先生が言ってるから
それがゼッタイ正しいはず
支援の現場は思考停止
それはそうやって障害者を増やせばトクをする人たちが決めたルールです
だから現場は早く見つけたがる
早く見つけたがる現場の渦
しかもそれが低年齢化して大切な時期が切り取られてしまう

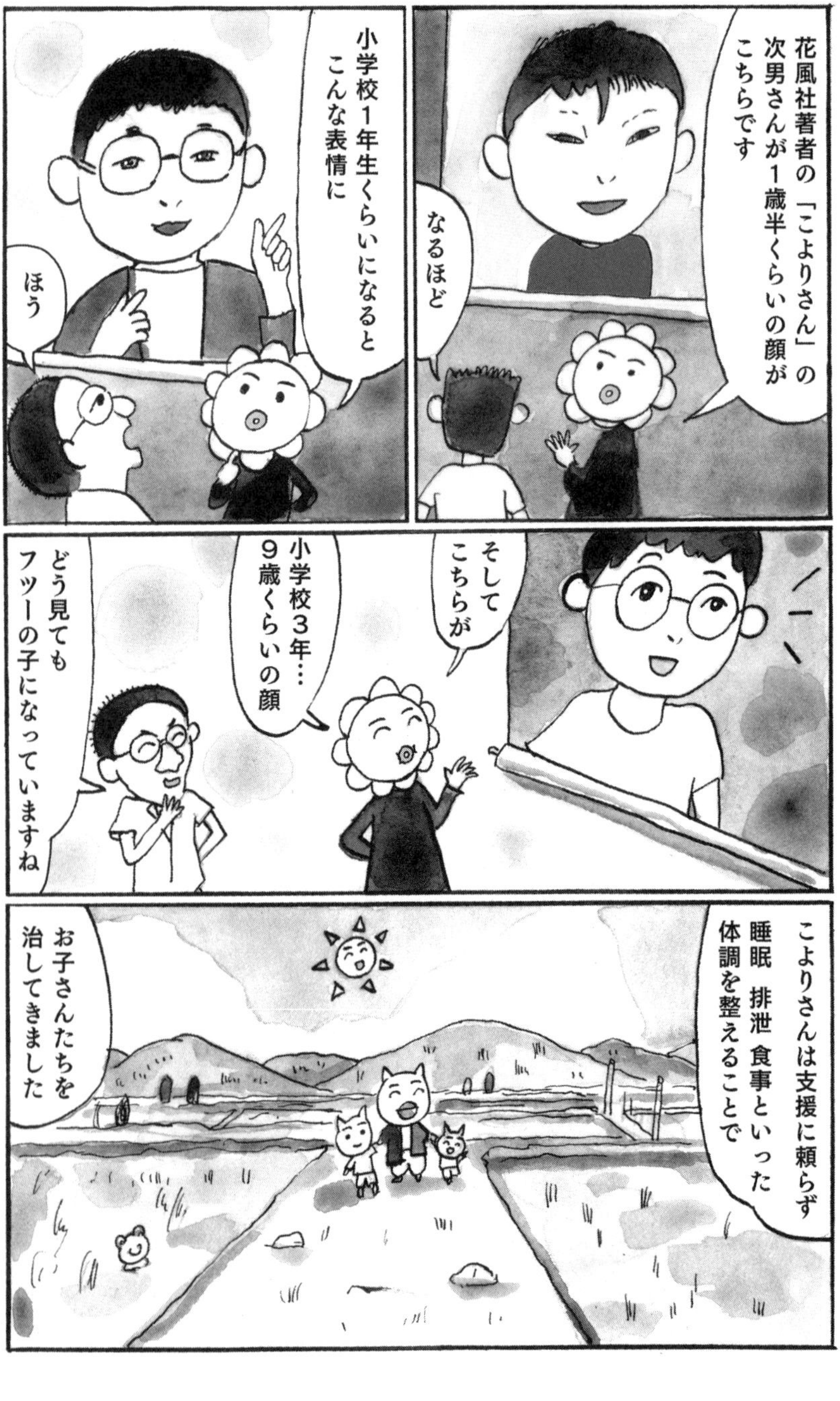
花風社著者の「こよりさん」の次男さんが1歳半くらいの顔がこちらです
なるほど
小学校1年生くらいになるとこんな表情に
ほう
そしてこちらが
小学校3年…9歳くらいの顔
どう見てもフツーの子になっていますね
こよりさんは支援に頼らず睡眠 排泄 食事といった体調を整えることで
お子さんたちを治してきました

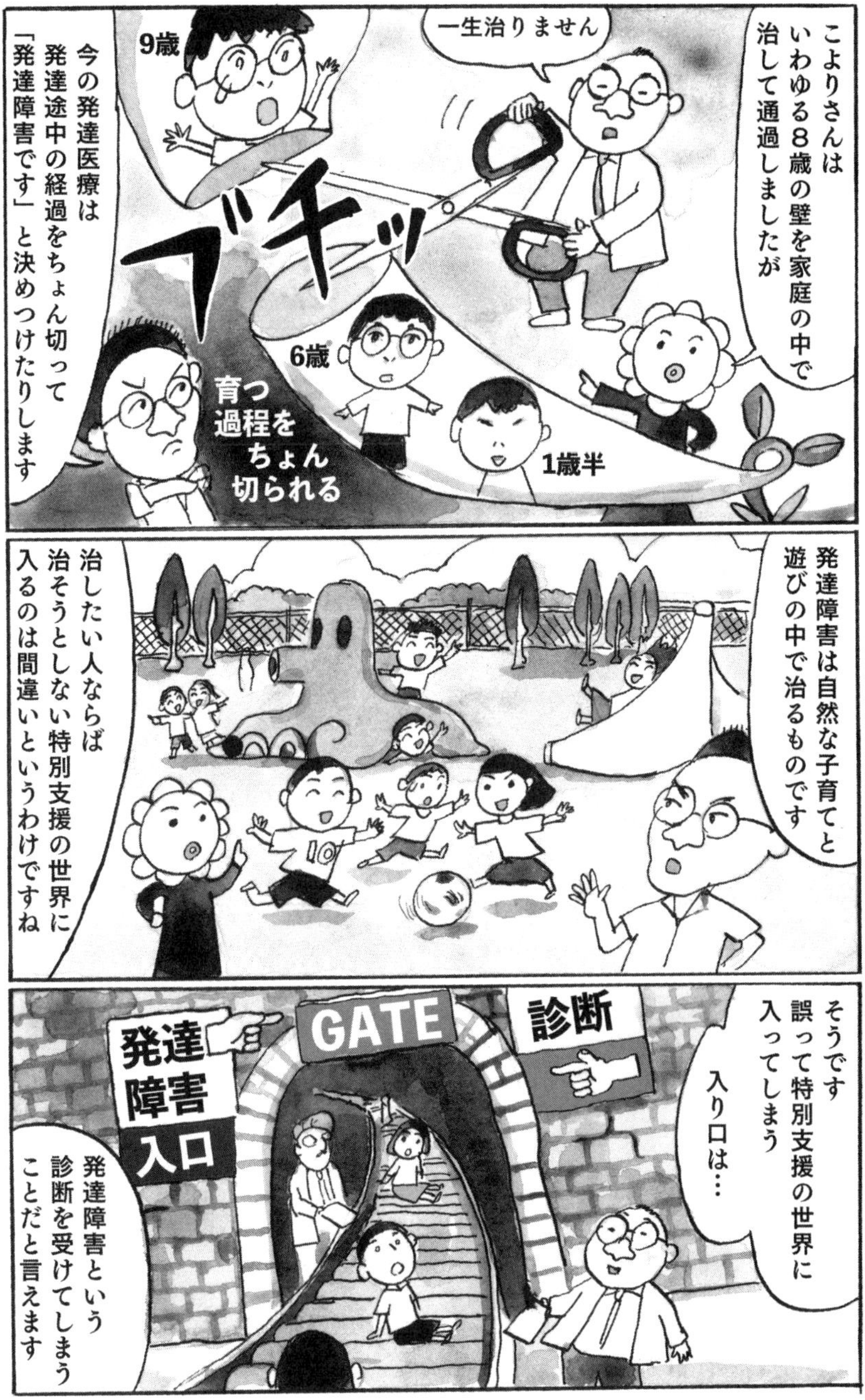
こよりさんは
いわゆる８歳の壁を家庭の中で
治して通過しましたが
一生治りません
ブチッ
9歳
6歳
1歳半
育つ過程をちょん切られる
今の発達医療は
発達途中の経過をちょん切って
「発達障害です」と決めつけたりします
発達障害は自然な子育てと
遊びの中で治るものです
治したい人ならば
治そうとしない特別支援の世界に
入るのは間違いというわけですね
そうです
誤って特別支援の世界に
入ってしまう
入り口は…
診断
GATE
発達障害
入口
発達障害という
診断を受けてしまう
ことだと言えます

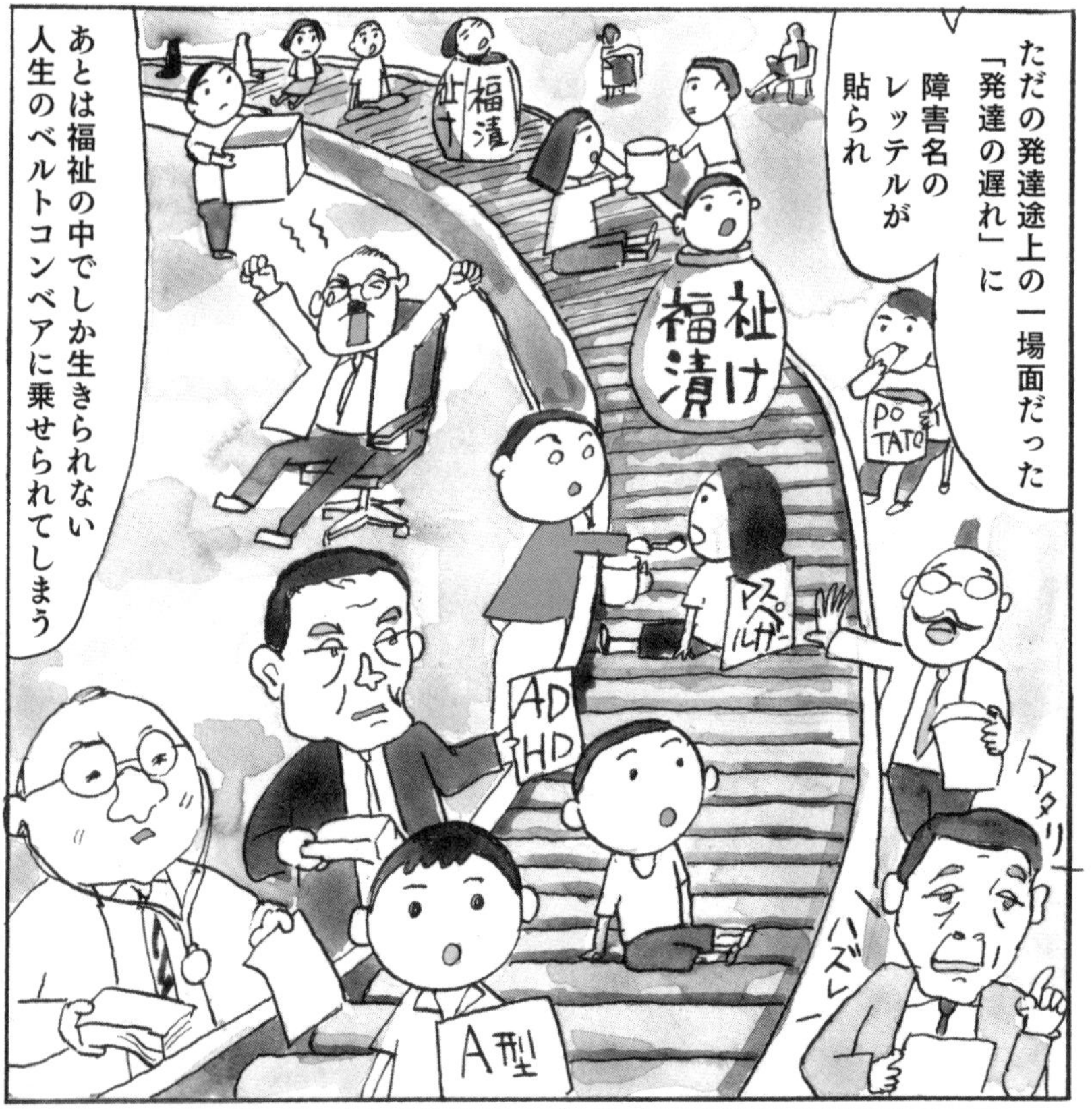
ただの発達途上の一場面だった「発達の遅れ」に障害名のレッテルが貼られ
福祉漬け
POTATO
アスペルガー
ADHD
アタリ
ハズレ
A型
あとは福祉の中でしか生きられない人生のベルトコンベアに乗せられてしまう

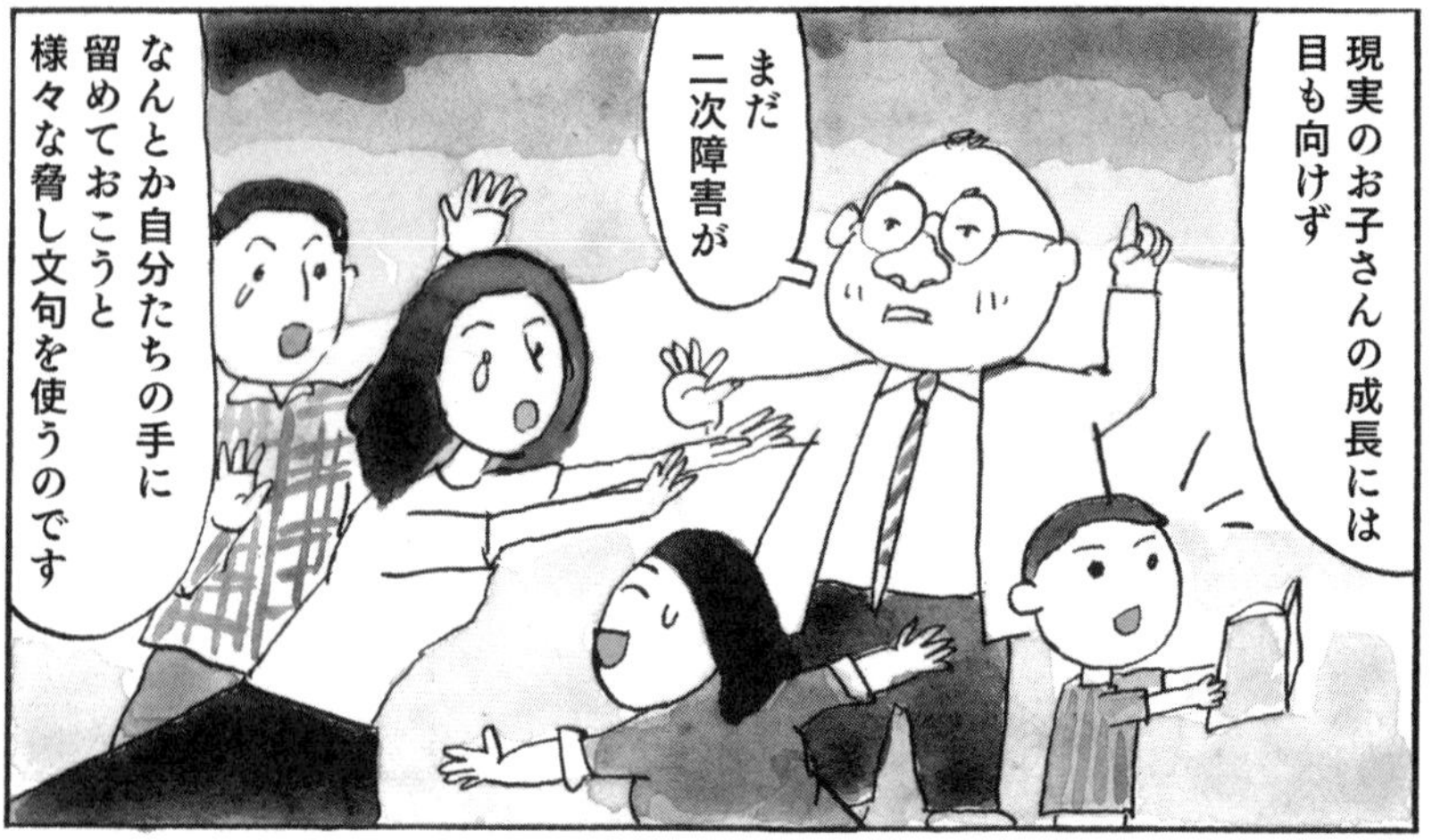
現実のお子さんの成長には目も向けず
まだ二次障害が
なんとか自分たちの手に留めておこうと様々な脅し文句を使うのです

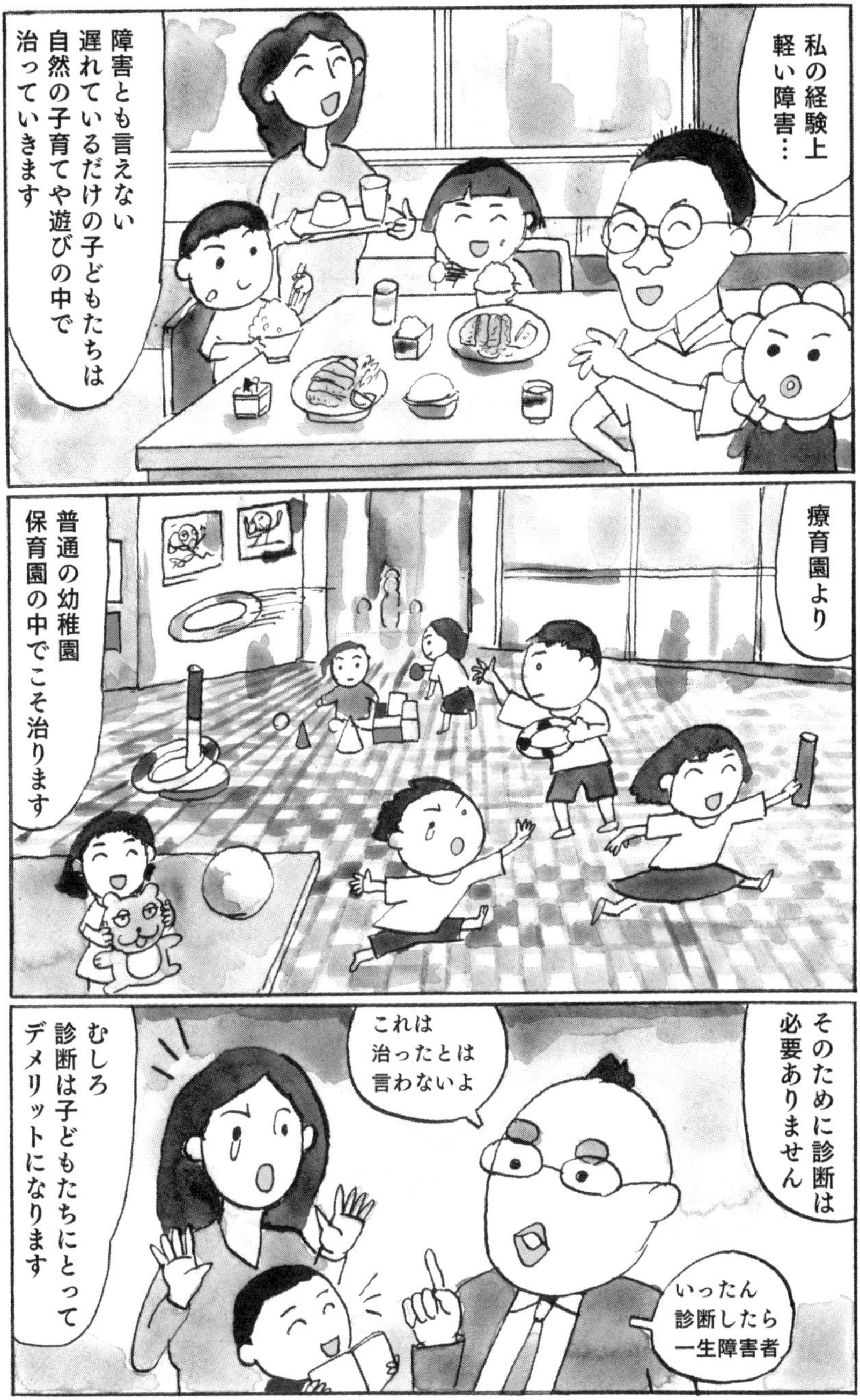
私の経験上
軽い障害…
障害とも言えない
遅れているだけの子どもたちは
自然の子育てや遊びの中で
治っていきます
療育園より
普通の幼稚園
保育園の中でこそ治ります
そのために診断は
必要ありません
いったん
診断したら
一生障害者
これは
治ったとは
言わないよ
むしろ
診断は子どもたちにとって
デメリットになります

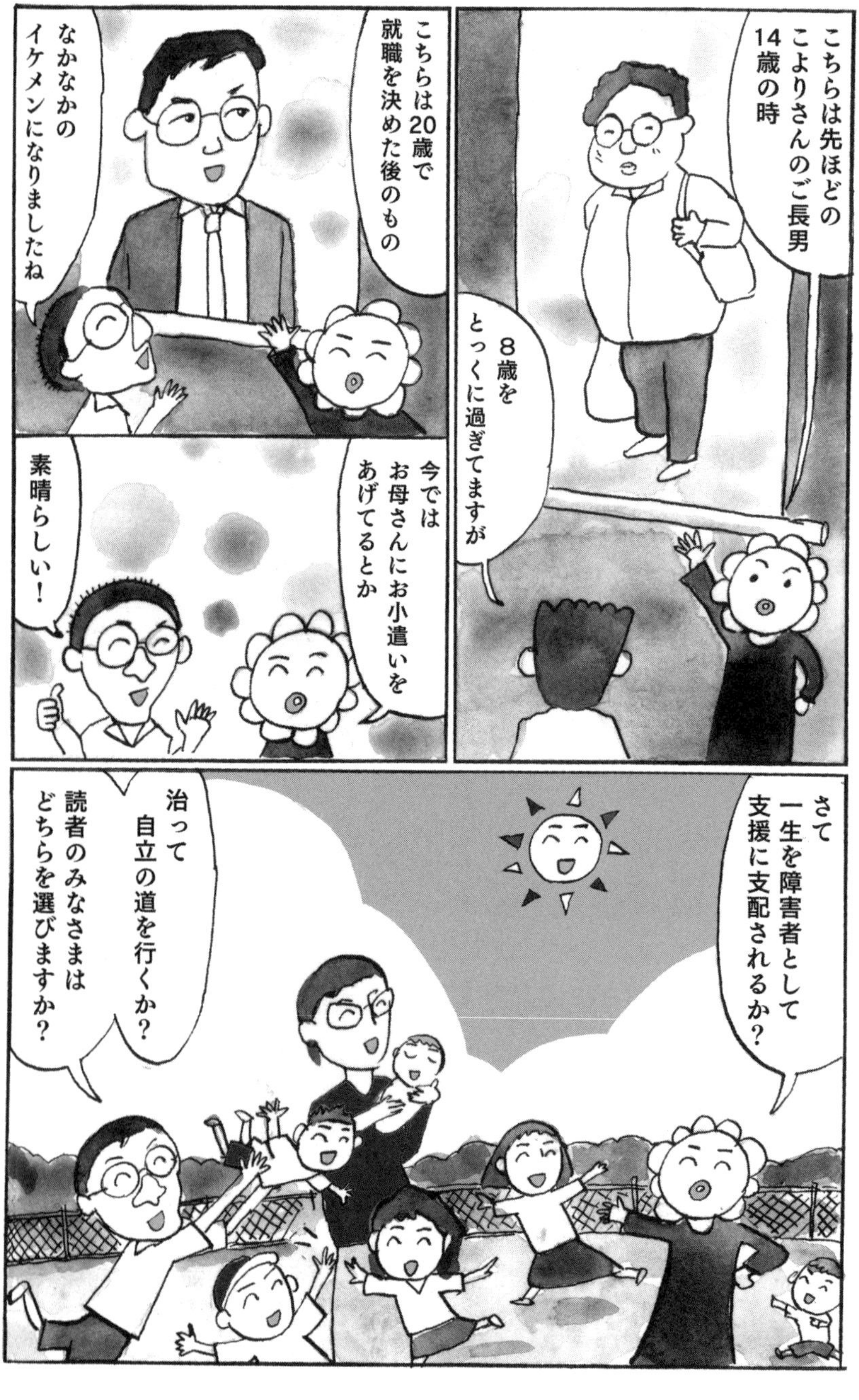
こちらは先ほどのこよりさんのご長男14歳の時
8歳をとっくに過ぎてますが
こちらは20歳で就職を決めた後のもの
なかなかのイケメンになりましたね
今ではお母さんにお小遣いをあげてるとか
素晴らしい！
さて一生を障害者として支援に支配されるか？
治って自立の道を行くか？
読者のみなさまはどちらを選びますか？

目次

まえがき

浅見淳子

あなたのお子さんは
「障害児」と呼ぶにふさわしいですか？

別の言い方をしてみましょう。

お子さんの未来を思い描くとき、一生を「障害者」として生きる姿が思い浮かびますか？

「たしかにどこか他の子と違う。でも障害児なのだろうか？」

「『お医者さんにみてもらってください』と言われた。本当にうちの子は病院に行かなければいけないほど『異常』なのだろうか？」

そんな疑問を持った方に、「障害児・者として生きることを選ばなくて済む」方法を提供するのが私の目標です。

自己紹介しておきましょう。

私は浅見淳子と申します。

書籍編集者です。もう前世紀になってしまった一九九六年にこの本の発行元である（株）花風社を立ち上げました。

それから二十五年。主として発達障害に関する本を出してきました。

発達障害の人たちの内面の豊かさを伝えたい、と啓発に関する本を出していた時期もありました。

発達障害の人から妄想に基づく法的被害を受けたこともありました。

発達障害の人の抱える困難が治ればいいな、治そう、と呼びかけてなぜか治すことを是としない医療従事者たちから攻撃されたこともありました。

発達障害支援の「専門家」と名乗る人たちの表も裏も見る機会がありました。

療育・特別支援教育・就労支援などに期待をかけては失望することも繰り返してきました。

そしてここ十数年は「発達障害を治そうよ」と呼びかけ、様々な知見を本にして発行しています。

その結果、「治った！　治った！」という喜びの声が広がっています。

「治そう！　発達障害どっとこむ」（https://naosouhattatushogai.com/）という読者コミュニティサイトも立ち上げ、読者の皆様と治った情報なども交換するようになりました。

こうして多くの方々に助けられ、支持されながら迎えた創立二十五周年の記念事業として、「診断される前に、治そう」というコンセプトのシリーズを出すことにしました。


今、「うちの子、もしかして障害児?」と心配している皆さん。

保健師さんや保育士さん、あるいは幼稚園や学校の先生から「お医者さんに行ってみてもらえば?」と勧められている皆さん。

ためらう気持ちがあるのなら、その躊躇を大事にしてください。

親のカンは当たることが多いのです。


「支援者」「教育者」と言ってもしょせんは赤の他人。

その赤の他人が言うことを丸ごと信じ、お子さんの一生を委ねますか?

あなたのお子さんは、障害児・者として一生を送る必要などないかもしれない。

なのに、初めて我が子をみた医者の「一生治らない障害です」という言葉を信じられますか?


今この国の行政と医療は「発達障害児の早期診断・早期発見」に熱心です。

少しでも早く、障害がありそうな子を見つけようとしています。

「えらい人」が障害のある子を早く発見するように彼らに命じたからです。

ではなぜ「えらい人」はそんな命令を出したのでしょう。

早く発見すると都合がいいからです。

誰の都合でしょう?

それはご本人のよりよい将来のためでもなければ、親御さんのためでも必ずしもないのです。


以前は私も、早期診断・早期発見のシステムが素晴らしいと思っていました。

けれども四半世紀近く発達障害の流れを見守っていて、そうではないと気づきました。

理由は二方向にあります。


その一つ目。

「発達障害です」と診断されて得られるものが多くない。

というか、そこで断ち切られてしまう将来の可能性がありすぎる。

なのに支援者たちはこれをひた隠しにする。あたかも特別な支援を受けた方が将来の可能性が広がるとでもいうような言い方をする。


その二つ目。

いったん診断されても治ってしまう人がいる。

そのときに医療は診断をなかなか撤回してくれない。

そしてそれがご本人の将来に不利をもたらしかねない。

だったら、気になるところがあったとしても、診断される前に治ってしまえばいいのじゃないの？

私たちはそう考えるようになりました。

障害者としての支援をされることと引き換えに、当然ある種の自由は奪われます。

これから国の経済は激変するかもしれません。支援は当然その影響を受け、「障害児・者」である限り、その都度その都度、変わりゆく制度に翻弄されます。

国や自治体から報酬が支払われる支援組織にとって、「障害児・者を増やす」動機はじゅうぶんあるのです。

なるべくたくさんの人をなるべく重い障害にとどめておくと経営上の利益があるのです。

障害者が多ければ多いほど、社会の負担は大きくなる。

けれども支援者たちの報酬は増えるのです。トクをする人たちを支えるシステムがあるのです。

このシステムを私は「ギョーカイ」と呼んでいます。

障害児と決めつけられ、一生をそのカテゴリーの中で送るということは、公金に世話になり続けること。

同時に誰かの食い扶持としての人生を送るということです。

もちろん、世の中には重い障害の方もたくさんいますから、そういう人に公的な助けが必要なのは当然のことです。

その人たちが十分な支援を受けられる国であってほしいと思います。

そしてそのためにも、治る人は治ったほうがいいのは論を俟ちません。

お金も人も資源です。そして資源には限りがあります。より必要な人たちにより多く回った方がいいのは明白です。

今、早期診断を勧めるのは、障害者が増えるとトクをする人たちです。

そしてそのトクをする人たちが決めた「障害の発見は早いほうがいい」というルールを思考停止で守っているだけの現場の支援者はたくさんいます。

その人たちが必死にお子さんの粗探しをし、よりたくさんの人を「障害児」に仕立てようとしています。

それは必ずしも悪意からではありません。

たんなる思考停止の産物だったりします。

えらい先生達の言うことは正しいはず、と思い込まされている人々が現場の支援者の中にはたくさんいます。

だから、「障害児の発見は早いほうがいい」と言う支援者がいたら、なぜそう思うのか問いただしてみるといいです。

多くの場合「上からそう言われている」だけに過ぎません。「早く支援につながったほうがいい」と言われるかもしれません。けれども支援につながっても状態がよくならない人も多い。それを知りながら支援の利用を勧める支援者もいます。かなりたくさんいます。

これが現実ですから、二十年以上発達障害を見守ってきた私から見れば、「早く診断してもらうといいよ」とはとうてい言えません。

むしろ診断を先延ばしにした方がいいのではないかとすら思えるのが現実です。

でも若い現場の支援者はそれを知らない可能性もあります。

彼らはたいてい、切り取った数年しか子どもにかかわらないからです。

「生まれつきで一生治らない」という医師がいても、やすやすと信じる必要はありません。

「先生、生まれつきってどこからですか？」ときいてみればいいです。

生まれつき、というのなら生まれた瞬間に発達障害になったのでしょうか？

だったら胎児のときには発達障害ではなかったのでしょうか？

卵細胞のときは？

「生まれつき」だと言うのなら、どこから始まるのかくらい教えてほしいものですが、実は医者だってそこまで考えたことがないのです。


実はよく考えず「ガイドライン」から外れないようにだけ気をつけて物を言う医療・福祉・教育関係者は多いです。

その言葉を鵜呑みにする必要はありません。


支援者の紋切り型のフレーズを疑ってみましょう。

お子さんの将来のためにこそ支援者の言うことを疑ってみましょう。


ただし「支援者を疑ってみましょう」という提言だけして、代替案を示さなければ、診断して終わり、の巷によくいる支援者たちと同じやっつけ仕事になってしまいます。

お客に喜ばれなければ生き残っていけない我々民間人には、言いっぱなしは許されません。


大事な花風社の二十五周年事業がそんな無力なものではいけません。

ですからこの「診断される前に、治そう」シリーズ第一作目には力強いパートナーをお迎えしました。

函館で発達障害児・者むけの「寺子屋」をイメージした事業を展開している「てらっこ塾」の大久保悠さんです。

今は活躍の場を北海道に限らず、全国に出張して家庭訪問し、たくさんの親子に発達のヒントを提供しています。


この第一巻目では大久保さんとともに、「家庭でどう子どもをアセスメントし、その資質を伸ばしていくか」をお伝えしていきます。

家庭でどうお子さんのいいところ、伸びしろのあるところを見抜くか。

課題はどこにあるのか。

どう発達を促すか。

どう発達障害を治すか。

それはかなり、わかってきているのです。

家庭での治し方を知っておけば、長い診断待ちの列にいらいらせずに済みます。

いいえ、待っている間にお子さんはどんどん成長し、やがては支援のいらない自立した人生をたどることになるかもしれません。

私たちの仲間は、それを実現しています。
障害児・者として生きていかなくて済むのならその方がいい。
そしてそれを実現するのは可能である。
大久保さんと私はその点で意見が一致しています。
それはなぜなのか。どうすれば可能なのか。
どうぞ期待を胸に、ページをめくってみてください。

二〇二一年　五月

第一章
診断されると本当にいいことあるの？

医者は誤ることはあるけど謝ることはない

浅見　さて大久保さん、今回は花風社の二十五周年記念出版に貴重な経験と知見をご提供いただくことになりました。まことにありがとうございます。

大久保　こちらこそありがとうございます。

浅見　この第一巻目では「親心の持つ力」について読者の皆様にお伝えしたいと思います。医者や教師、支援者にはみえないお子さんの強みを見抜き、それを育む力が親御さんにこそあることを具体的に説明していきたいと思います。

ところで大久保さんは、実際の実践の中で「発達障害が治る」という言葉を使いますか？

私自身は「治る」という言葉には希望があり大好きでよく使うんですが（編注：浅見の「治る」という言葉についての考え方については『発達障害！　治るが勝ち』二〇六ページあたりに詳しい）。

大久保　使う場合と使わない場合があります。

たとえば藤家寛子さんとか（編注：作家・販売員。二十代でアスペルガーと診断される。『自閉っ子、こういう風にできてます！』等著書多数）、もう明らかに「治った」方だと思います。大人になって自分のアプローチで特性を変えている方は藤家さんやその他にもいらっしゃいますよね。

子ども達の凸凹は発達途中の状態ですが、大人たちの凸凹は生きてきた環境の中で形成され、一応適応した結果です。そのある程度形作られた状態から、言うなればご自身でご自身を新たに作りかえた。藤家さんの言葉をお借りすれば、「特性に足を引っ張られない状態」にまで変わることができた人たちは「治った」という言い方で間違いないと思います。

ただ、今の発達障害を巡る現状を見ていると、育つ経過をちょきんと切られて診断されてしまう人がいますね。というか、多いですね。まだ発達していないだけなのに、これから発達するところなのに、その途上で診断され「もう一生治らないよ」と言われてしまっている。どれだけ正常の範囲を狭めるか、そちらに医療が向いてしまっています。

今の発達医療は、発達途上の人の途中経過をちょん切って「発達障害です」と決めつけることがある。

大久保　私は、かなり障害区分の重い人の集まる施設職員として七年間自閉症の人たちと寝食を共にしてきました。それがキャリアの原点です。

浅見　全国から、もうよその施設では見切れないと判断された重い方たちが送られてくる施設で貴重な経験を積まれたのですよね。

大久保　はい。そしてそこで、強度行動障害と呼ばれる人たちの親御さんと話してみると、赤ちゃんのときから明らかに違ったということがよくありました。四六時中泣いていたとか。本当に生来的な障害があったと思われる人たちです。

でも今発達障害と診断されている子のほとんどは「青田買い」されているだけですよね。発達障害ではなく「発達のヌケ」があったり「部分的な未発達」があるから発達障害と診断されてしまうだけ。なぜなら、栗本啓司先生（編注：「からだ指導室あんじん」主宰。著書に『自閉っ子の心身をラクにしよう！』等がある）が再三おっしゃっているとおり、診断する方に「人体」の知識がないからです。正常発達の知識がないと、発達障害なのか単なる「発達のヌケ」「未発達」なのかがわからない。

一年待ったら、二年待ったら、その間に親子でアプローチに取り組めば、正常な発達の軌道に乗ることも多いんです。

そういうお子さんには「治りましたね」という言葉ではなく「育ちましたね」という言葉を使います。

- **専門家と言われていても、「人体」の知識がない人には「発達障害」と「発達のヌケ」「未発達」の区別がつかない。**
- **そのため医者や心理士に相談すると、たんなる「発達のヌケ」や「部分的な未発**

達」を「発達障害」と決めつけられることも多い。

浅見　なるほど。

　私が「治る」という言葉を使うのは、それが普通の日本語だからです。希望のある言葉だからです。そして本来日本語を話す人たちが自由に使ってよいはずの言葉だからです。障害がある、とされていたり疑われていたお子さんたち、成人の方たちが障害がない人になっていくのをたくさん見ているし、その現象は「治った」が一番適切な日本語だからです。

「障害児者ではなくなっていく現象」をどう呼ぼうと本来それぞれの話者の自由なはずです。それを治るという言葉を使うな、と口出ししてくる医療関係者もいますが、越権行為はきっぱりはねつけるのが自由な国に生きる個人としての健全な対応だと考えています。コロナ禍では医療の越権行為を許しすぎて世の中がおかしくなりました。発達の世界で、それを許してはいけません。

　むしろ、治るとは絶対に認めない医療がかたくなすぎる。現実をみていませんね。これだけ治っている人がいるのに、医療はいったん「一生治らない」という同意を決めるとそれを崩さない。「治らない」という過去に設定したガイドラインのようなものに固執し、現実のお子さんの成長の方に目を向けない。

　ではそもそも、慎重に診断したかというとそうではない。その日初めて診察室で会った子を障害児と決めつけ、一生治らないと言い続け、なんとか自分たちの手の届くところに子どもをとどめておこうと「自分たちから離れると二次障害になりますよ」とか様々な脅し文句を使います。そのくせいざ二次障害になると、二次障害すら治せない。それが医療の現実です。

そして、治らない薬をのませ続け、明らかに治ったとみなさざるを得ない人が出てくると「誤診だったんだろう」と負け惜しみを言います。でもだったら誤診もっと少なくすれば？と思います。治った人が全員誤診なら、我々の見る範囲だけでも誤診が多すぎる。

大久保　そうですよ。まず誤診ごめんなさいじゃないの？　って思います。

浅見　医者は誤るけど謝らないのは新型コロナ騒動でもよくわかりましたね。

そもそも、最初に四十二万人死ぬとか言った八割おじさんも謝らないですよね。そのせいで莫大な被害が出たのに。そしてそのあとも色々なお医者が出てきて当たらない予想ばかりして、人々の不安を煽るだけ煽ったけど外れても決して謝らない。医者って脅すだけ脅して謝罪も撤回もしない人種なんだなと教えてくれたコロナ禍でした。「一生治らない」と言い続ける発達のお医者さん達も間違っていないと誰が断言できるでしょう。

発達の分野においても、小学校に入る頃にはすっかり普通になっているお子さんにも「誤診でした。ごめんなさい」とは決して言いませんよね。

たまにいらっしゃいますけどね。自分の誤りを認めるというよりは「予想外の成長をした、もう障害者ではない」と認めてくださる先生もたまにいらっしゃる。でもとてもレアです。

中にはえらい先生が診断した以上自分が覆せないという若い先生もいたり。地域医療の縦関係の呪縛でガチガチになっている医者達はいますね。

大久保　いますね〜。あの地域とか、この地域とか。

浅見　たまたまそういう地域にいて、医師達の力関係で診断を覆してもらえない、とか本当に迷惑な話です。人の一生をなんだと思っているんでしょう。

でも新型コロナの指定感染症を巡るゴタゴタでもわかるとおり、医者同士ってやたら忖度しあわなければいけないみたいですね。それが彼らのソーシャルスキルみたいです。本当はエボラ並みに怖い病気ではない、と現場は思っているけど、利権を持っている上のお医者さんたちには言えない、とか。実はお医者さんたちって内部の大人の事情にがんじがらめで、結構生きづらそうです。

それに対し自由な立場である我々が「家で色々やると治るよね」みたいな話をすると「標準医療から引き剥がすのか！」とか言われるんですが、それを聴いて思うのは「え？　発達に標準医療とかあったの？　診断と様子を見ましょうと荒れたときの投薬しかできないじゃん」ということです。

大久保　そうですよ。標準医療から引き剥がすと言うのなら、標準医療なるものを作ってから言ってほしいですね。

浅見　実質医療は発達障害に対して診断と投薬しかできません。そして診断は間違ってばかりだし投薬で発達障害は治りません。標準医療から引き剥がそうにも、そもそも医療はなんにもやれていない分野、それが発達障害です。

・医療が発達障害に対してできるのは診断と投薬だけ。
・そして発達障害は投薬では治らない。
・つまり標準医療は今のところ、発達障害に無力である。
・なのに「一生治らない」という決めつけだけはしてくるのでご注意。

早期診断→特別支援教育のオススメルートは基本片道切符

浅見　そして就学問題がありますね。

まずは小学校に入るとき、普通級、通級、支援級、支援校などにトリアージされます。

私はかつて、特別支援教育に期待していました。いわゆる発達障害特性のあるお子さんは無理して普通級に行くより支援級に行って個に合った教育をされることがよいと思っていた時期がありました。

役所の打ち出してくるきれい事の理念を真に受けていたせいもありますし、特別支援教育への道が、片道切符に終わることがこれほど多いと知らなかったせいでもあります。

大久保　ほとんどの方が片道切符を渡されるだけ、という事実は知っておいた方がいいですよね、親御さんも。「その子なりの学力」が保障されていないことも。

浅見　普通のクラスでは、「どれだけ勉強しても東大はむりだから勉強はさせない」なんていうことはないですよね。その子なりの学力向上を目指す。

ところがたとえ知的障害がなくても発達障害と診断され支援級に入ったとたんなぜか読み書きそろばんを教えてもらえない。

その実態を見るうちに「六歳までに治そうよ」と提唱するようになりました。六歳までに治ると普通級で学べるし、その結果将来の選択肢が広がるし、実際に我々が発見してきた養生のコツ、発達援助によって六歳までに発達のヌケが埋まるお子さんも多くなってきたからです。

だからと言って「六歳までに治らなくてはいけない」とは思っていないのですが、義務教育の制度が六歳から始まるので、六歳までに治ると色々便利だ、とは考えています。

知的障害のないお子さん、軽いお子さん、未発達なだけでこれから伸びるお子さんが特別支援教育に送られるのはご本人にとっても社会にとっても損失なのではないかと思えてなりません。トクするのは障害者が増えれば増えるほど安泰になる「ギョーカイ」だけです。つまり、医療と教育と福祉だけ。医療が診断し、特別支援教育に送り込み、どうせ福祉に行くだけだと思うと特別支援教育は単なる暇つぶしでよくて教師の仕事がラク。結局生涯福祉が抱え込むとなると「ギョーカイ」というシステムだけがトクをする。

こんな現実の中で、未来へと続く道を拓くにはどうすればいいのでしょうか？


特別支援教育は必ずしも謳い文句どおりの実態ではないことに注意しておこう。

八歳までは障害名（仮）でよいはず

大久保 発達に遅れが出ている状態は「発達障害」なのか？ を見極めることが大事です。発達障害とは、発達に関する【disorder】なので、なんらかの不具合が生じている状態だと言えます。

そう考えると、発達に遅れが出ている状態は「障害」と言えるのだろうか、いつからどこからが障害で、障害ではないのか、そういった疑問が湧いてきます。

単に発達に遅れが出ている状態は、問題なのでしょうか、障害なのでしょうか。

子どもの発達で言えば、どの子も未成熟で、未発達の状態です。

ヒトの脳の発達をみると、生後二年間で多くのシナプスが形成され、四歳から八歳ごろにかけて本当に必要なシナプスとそうではないシナプスの選定、刈り込みが行われていきます。厳密に言えば脳の部位によって刈り込みの時期が異なるのですが、たとえば後頭葉にある視覚野や小脳のシナプスは生後八か月で密度のピークを迎え、そこから刈り込みが始まり、八歳までに成人のレベルになります。

また思考や創造、感情のコントロールなど、人間らしい働きを担う前頭前野のシナプスは三歳ごろまで急激に形成され、四歳ごろより刈り込みが始まります。

ちなみに前頭前野だけは二十五歳で成熟を迎えるので、十年くらいかけて刈り込みが行われていきます。

つまり、脳の発達から言っても、この間はどの子も発達の途中であり、昨日と今日、今日と明日は異なっているのです。

ですから、その子の発達が遅れているように見えても、それは本当に遅れているのか、それがその子ならではの発達の仕方、途中経過なのかわかりません。

そういった意味で、〇歳から八歳までの子についた「発達障害」という診断名には、とくに意味がないと思うのです。

そのような意味のないもので、親御さんが落ち込み、養育力を低下させるような結果となるのなら、診断なんか止めてしまえ、と思っています。

浅見　なるほどです。シナプスの刈り込みが終わるまでは障害なのか、発達の遅れなのかわからないということですね。

大久保　そうです。しかし現実問題として、○歳から八歳までの子に診断がつけられます。診断がつけられるというよりも、「発達が遅れている」という指摘がされると言った方が近いかもしれません。

でも、先ほど述べたように、その「発達が遅れている」状態は異常なのかどうか、曖昧だと言えます。

発達が遅れていても、家庭生活や園での生活に本人が不便さを感じていなければ、その遅れは問題とは言えないでしょう。

八歳を迎えるくらいまでにその遅れが取り戻せていたら、なんの支障もないでしょう。

浅見　たしかにそうですね。

大久保　私に依頼のある発達相談の子ども達の年齢は、ほとんどが八歳以下の子ども達です。診断を受けている子もいれば、受けていない子もいます。集団の中、生活の中で問題になっていることもあれば、「本人は困っていないけれども……」ということもあります。

ここで私が意識しているのは、その遅れが八歳以降も続くものかどうか、の見極めです。八歳までに発達の遅れを取り戻し、同年齢との集団生活、学校生活に支障がなければ、それは普通のお子さんです。ただ何らかの原因で発達にヌケがあり、一時的に発達が遅れていたように見えていただけ。発達障害というよりも、単に育っていなかっただけ、他の子とは異なる発達の仕方だっただけです。

　ところが、そういう子ども達に診断をつけようとするのが早期診断システムです。

浅見　そうなのです！　そして一生障害児者として生きるように勝手に宣告する。

大久保　今のやり方だと結果としてギョーカイによる青田買いになっています。青田買いとしての早期診断システムになってしまっている。

浅見　ただの発達途上の一場面だったかもしれない「発達の遅れ」に障害名、あるいは障害疑いのレッテルが貼られ、あとは福祉の中で生きる人生へのベルトコンベアが用意されている。医療・福祉が早めに顧客を獲得するためのシステムが「早期診断」推しになっています。たしかに青田買いですね。

大久保　青田買い＝誤診そのものですし、何よりも「治らない」「障害児」という前提で事を運びますので、教育の機会と同年齢が味わう経験からの隔離が行われてしまい、結果的に模範的な障害者が作られてしまいます。管理しやすい障害者が作られていきます。

　浅見さんも指摘されたように、そもそも教育をあまりしていないのが特別支援教育の問題です。多くの教育現場では、支援と言いながら介護が行われています。

　私は、教育現場にいたとき先輩教師に「これって支援というより介護ですよね」と問いかけたことがあります。排泄の自立がまだの子のお尻を拭くのは支援なのか？　教育なのか？　実態は介護ですよね。

　そうしたら先輩は「支援だ！」と言い張りました。「介護」だと教育予算は下りない。だから実質的には介護である行為を支援と呼び変えているだけの話です。

浅見　行政は税金を使うために美辞麗句を使いますけど、えてして実態を反映していない。それに騙されてはいけないんですよね。理念倒れに終わっていることも多いのに利用者は真に受けてしまう。

実際に「発達障害者支援」として行われているのは

・特別支援教育＝「アリバイ」「時間つぶし」
・成人支援＝「飼い殺し」「塩漬け」

だというのが現実です。

現場の支援者には、発達の途上に過ぎない子を早期診断してそういうルートに送り込んでいる自覚があるのかどうかが疑問なんですよね。

大久保　子どもの十分な発達を保障するために、自立した未来への可能性を残すために、八歳までは「障害名（仮）」としなければなりません。これを以前から主張しています。

・八歳までの発達の遅れは、障害なのか発達の遅れ・未発達なのかわからない。
・早期診断されると、ただの発達の遅れ・未発達に障害名のレッテルを貼られ、そ

のまま福祉漬けの人生へと送り込まれてしまうことがある。
・早期診断を勧める現場の支援者に、そこまで長期的な視点はあるのだろうか？
・八歳までは障害名（仮）でいいのではないだろうか？

その遅れは八歳以降も続きますか？

大久保　言葉が出ていない子を見て、「発達が遅れていますね」と表現するのは誰にでもできる簡単な仕事です。
　大事なのは、その「言葉の遅れ」にしろ、「運動発達の遅れ」にしろ、それが八歳以降も続くような遅れなのか、取り戻すには時間がかかることなのか、の見極めです。

浅見　なるほど。

大久保　これができない医師が診断を行っているとすると、現在の診断はメリットよりもリスクがあるのです。
　幼稚園でも、保育園でも、少しでも友達とトラブルがあれば、保育がしにくい子がいたら、活動にのれない子がいたら、すぐに「発達障害では」と疑います。
　百歩譲って疑うのは良いにしても、「ああ、このくらいの遅れの子は、今までにもいたわ」

「これくらいの遅れなら、卒園する頃には育っているわ」という視点がないのが大問題です。

ギョーカイの宣伝活動によって、「早く見つけることが良いこと」という錯覚に陥り、一時的に遅れている状態の子を障害児のように扱ってしまう。

けれども、脳神経の発達から言っても、実際に関わったお子さん達を見ていても、八歳まではまだ、わからないと感じます。最初の分岐点は八歳です。

子どもさんですから、大人と比べて発達成長のスピードは速いですが、それでもやはり少しずつゆっくりになるのが自然な姿です。そして八歳以降になると、発達が遅れたまま、ヌケたままの身体を使って周囲の情報を受け取ることになるので刺激の偏りが生じ、結果的にその偏った刺激に合わせた脳や神経が形作られていきます。

ですから、感覚的な言い方で言えば徐々に「固く」なっていくような気がします。

この「固く」なるプロセスで、「障害特性」というのが表面化し、固定化されていくように思えます。

未発達やヌケをそのままにしておいた結果「障害特性」が際立ってくる感じです。

胎児期から言葉を獲得するまでの二歳前後が「生命を維持するための発達」だとすれば、二歳から八歳までの間は、生まれ出た環境の中で「適応するための発達」。

日本に生まれた子は日本語を覚え、四季のある気候に適応できる身体を育てていくように。

そして八歳以降は、それまで培ってきた生きていくための土台の上に、学びを積み重ねていくことが中心になっていくと思います。

・二歳まで　生命を維持するための発達
・二歳から八歳まで　適応するための発達
・八歳以降　土台の上に学びを積み重ねていくことが発達の中心
・発達のヌケた土台に学びを積み重ねていくと、いわゆる障害特性にみえるものが際立ってくるイメージ

大久保　八歳以降には全く育たないというわけではなく、凸凹した発達の上にも学習が積み重なっていくということです。当然、学習は凸凹の影響を受けますし、それが誤った学習に繋がる可能性もあります。

浅見　なるほど。

大久保　なんていうとこんなことを言われるかもしれません。「大久保、じゃあ、おまえは八歳以降の見極めができるのか？」と。

そう問われればこう答えます。言語化するのは難しいけれども、感覚的に掴めていると思います、と。

浅見　その八歳以降の発達が見える人と見えない人がいる。どうも早期診断するお医者さん達にはそれが見えていないことも多い。というか、本当は見えているんだけど立場上ガイドラインに沿ったことを言って「早期診断」し「生まれつきの脳機能障害で一生治らない」と一昔前の紋切り型のフレーズを繰り返しているだけなのかもしれませんけど（編注：発達障害はDSM—5で神経発達症と呼称が変わったが未だに脳機能障害という説明をする医師も多い）。ところが、「ヒトの発達」を見ている人にはどうやら流れが見えるようなんですよね。そしてそれは、えてして紋切り型の医者同士の取り決め（ガイドライン）から自由な非医療分野の支援者の方が有利なようなんです。医療分野の支援者には縛りが多く、非医療分野の支援者の方が自由に臨機応変に動ける。

自由なお立場から、大久保さんは八歳以降の流れをどうアセスメントしますか？

大久保　たとえば、乳児幼児期の激しい睡眠の乱れ、激しい感情の乱れがあった子どもさん達は、その乱れが整うまで時間がかかります。

何よりも発達の第一条件となる「快食快眠快便」のうちの快眠が乱れるということは、全体的な発達を妨げます。その結果、八歳をまたぐことが往々にしてあります。

浅見　だからこそ、睡眠が乱れなくなると、飛躍的に伸びたりするのですよね。

・その子の遅れは、八歳をまたぎますか？　という問いかけが大事。それに答えら

れるのが力のある専門家であるはず。
・育て直しで八歳までに disorder から抜け出せるかもしれない。

未発達とは、何が育っていない状態なのか？

大久保　そうです。ただたしかに中にはまだ「自分が今ここに存在している感じ」がない子どもさん達もいます。
浅見　「自分が今ここに存在している感じ」がないとは、どういうことですか？
大久保　「自分が今ここに存在している感じ」がない子ども達とは次のような段階にいる子どもたちです。

・前庭感覚が未発達（空間における自分の位置がわからない）。
・内臓感覚の未発達（自分の内側にどっしりしたものがなく、ふわふわしている）。
・背面の感覚が乏しい（目で見える範囲しか認識できていない）。
・皮膚感覚が乏しい（自分の身体の範囲が曖昧）。
・背骨の未発達（中枢神経と末梢神経、脳と手足の繋がりが悪いため、首から上の見える世界のみで生きている）。

浅見　要するに身体ですね。

大久保　そうです。こうした身体の感覚がきちんと育てば、意識しなくても自分の身体がわかりますし、重力のある世界の中で、自分はここに存在していることがわかります。

一方で、この中の一つでもヌケや未発達がある子ども達は、自分という認識が乏しく、意識して自分の身体を見ないと自分がここにいる感じが得られないため、周囲の状況や他人への意識が向かいにくく、状況を読む力、他人の気持ちを察する力が育ちません。

浅見　つまり体感がまだ育っていないがゆえに社会性の方に回せる余裕がないということですね。

大久保　はい。周囲の状況に対する一方的な解釈をしたり、他人に対し人ではなくモノのように接してしまうのも、自分という存在が曖昧であるがゆえに、頭でっかちに捉え行動してしまう結果だと考えられます。

浅見　ということは、やっぱり社会性を育てるのは、ＳＳＴなどでは無理ですね。

大久保　はい。知識の問題ではなく、身体の問題、特に自分が重力のあるこの世界の中で、ちゃんとここにいる、という感覚が乏しいための一方的な解釈で未発達となっているわけですから。

ほとんどのお子さんはこういった発達のヌケを育て直し、未発達の部分を促し、発達を阻んでいる環境を見直せば、八歳までに【disorder】の状態から抜け出せます。

浅見　でも現場は早く見つけたがる。そして未発達だとは解釈せず、障害特性と決めつける。その渦に親御さんたちが巻き込まれてしまっている。

大久保　そうなんです。幼稚園も、保育園も、学校も、もっと子どもの伸びる力、発達する力を信じた方が良いと思います。

年々、各場所で、各年代でピックアップされるお子さんが増え、かつ低年齢化しており、神経発達が最も盛んな時期の二年間が切り取られてしまっている印象を受けます。

だからこそ、その子ども達が大きく変化する大事な二年間を守るためにも、専門家がその子の遅れが八歳をまたぐものかどうかを見極められなければならないのです。

・前庭感覚、内臓感覚等身体面での未発達があるゆえに、発達の遅れを見せている子どもたちはいる。
・身体が育てば追いつける。

就学先は五歳～六歳の発達状況で決められてしまうという現実

大久保　しかし、ここで問題があります。
脳神経の発達からいえば、八歳がポイントなのですが、就学はそれよりも早く来てしまいます。
しかも、年長、六歳になる年の春から夏にかけて就学相談が始まるのです。
当然、資料として提出する発達検査も、六歳ないし五歳の時点での状態で、そのときの遅れの状態が「就学時も続く」という前提で話が進んでいくのです。

浅見　理不尽ですね。その後伸びるお子さんなんていくらでもいるのに。「生まれつきの脳機能障害で一生治らない」という思い込みを手放さない「ギョーカイ」が仕切っているために、まだ伸びる時期のお子さんの瞬間的状況を切り取って障害者として生きるベルトコンベアに載せてしまう。

大久保　そうなんです。そしてこんな話もよくあります。「検査時、できなかったけれど、今はできるようになった」と言っても、「いや、検査結果がこうだから」と聴く耳を持たれなかった。

浅見　仕事増やしたくないですもんね、あちらは。「なるべく自分たちの仕事を増やさないように画策することも医療者たちに取っては大事な仕事なんだ」とコロナ禍でわかりました。

何しろ、病院なのに発熱患者を入れないという本末転倒なことをやったりしていましたものね。いざとなると医療には人を救う気などないのが我々一般国民には実に明確に伝わってきました。

大久保　五歳の発達検査では席に座っていられなかったとあり、「それじゃあ、普通級は難しいですね」と言われたというけれど、一般的な五歳児はそんなに長く座れないよな、それって「発達障害」というバイアスで見ているよな、ということがあります。

園での環境、先生の保育力などは加味されず、「園で大変」という話だけで、支援級を勧められるということも。

あとは「診断を受けた」「療育・支援を受けている」という事実から、そのまま流れ作業のように支援対象だと決まってしまうという話もありました。

浅見　全部ご本人や家族ではなく教育現場も含む行政の都合ですね。そもそも行政って他人事の流れ作業が本業なので、「個に応じた支援」とは実を言うと根本的に相性が悪いのですよね。

大久保　例外もあります。ある地域は、「低学年のうちは、なるべく支援級ではなく、普通級でどの子も学ぶ」という方針で教育行政が進められていました。

この方針の背景まではわかりませんでしたが、これが子どもの発達に沿った教育の姿だと思います。

浅見　そういう動きが全国に広がるといいですね。

大久保　しかし、全国的に見ても、このような地域は圧倒的に少ないのが現状です。なので、やはりここは親御さんが知識と情報を持ち、しっかり考え、選択していくことが大事だと思います。

現状を嘆いていても始まりませんし、子どもの大事な時間は減っていくばかりです。学校が支援級や支援学校だったとしても、放課後の過ごし方は各家庭で決めることができます。幼稚園や保育園で補助の人が付いていたとしても、療育園のような通園施設に通っていたとしても、幼児期は子育てがメイン、家庭がメインですから。

浅見　そして障害名は（仮）なんだという知識が広がるといいです。

医療や行政は手続きを簡単にするため、子どもの将来を考えてではなく自分たちの仕事をラクにするために子どもをトリアージしたがるけど、子育ての主体はあくまで家庭なんだ、医療や行政がどうトリアージしようと家庭こそが子どもを育む場なのだということをもっと皆さん自覚できるといいです。

まとめてみましょう。

・発達の途中はまだ診断をつけるべき時期じゃない。本当に遅れなのか特性なのか八歳まではわからない。

大久保　それは人体の仕組みから説明できます。

浅見　そうなんですよね。

・ところが不思議なことに心理士にも医者にも「発達障害を人体の仕組みからみる」という視点がなく、症状だけに注目し、主観に近いアンケートみたいなもので診断をつける。そしてまだ先がわからない時期に早期診断してしまう。

・当然誤診もある。障害児と判断されたとたんギョーカイによって限られた生を押しつけられることになる。

そういったマイナス点を考えずにとにかく早めに医療につなげることが正しいとされている。そして早めに絶望させられている人が多いわけですね。

大久保　保健師さんとかは「早めに見つけるのがいいこと」だと信じ込み、医療につなげるのが目的だと思ってしまっているかもしれません。

けれども本来の目的は違います。本来の目的は子どものよりよい育ちのはずです。

浅見　そのはずですよね。

きっと最初に「早期診断・早期介入が望ましい」と唱えた人は子どものよりよい育ちを目的としていたのだろうし、何か正しい意義を持っていたのかもしれません。

ところが行政組織、とくにその川下まで行くと、最初の意義が見失われます。上から言われたとおりのことしかしていない人たちは、少しでも疑いのある人を見逃すと自分の減点にもなるという強迫観念すら持って子どもをみます。

新型コロナ騒動でさんざん「現場の思考停止」を見ました。

当初、病気自体の脅威もよくわからなかった頃、私は地元、神奈川県のコロナ情報ＳＮＳに登録しました。そうしたら毎週毎週くだらない通知表が送られてくるのです。県内観光地の人出グラフとか。

感染を減らすために動くのやめようというのがもともとの思想だったはず。その目的は完全に見失われて小学生に出すような成績表づくりに血道上げている県職員がいるのか。行政って時としてなんて無駄でバカなことやるんだろう、と呆れました。でもそういうくだらないことやって仕事した気になっている現場が行政の末端には結構ある。たぶんそこで働く人たちは悪気もないし大真面目なはずです。そして自分たちがやっていることの成果や意味は問わない。「やっている感」だけが大事。

そして陽性者数も都道府県別対抗戦みたいになって、県をまたいだ病床の融通すら行政はやらなくて、そのせいで一般人がだいぶ迷惑をこうむりましたよね。

発達を巡る現場の動きもそういうところがあるんです。悪意はないんだろうけど役所は「やっている感」だけを大事に成果のない取組に励む。一度決めたらたとえ結果が出せなくてもやり方を変えない。自分たちが混乱しないためだけに、無駄な縄張りやヒエラルキーを設定する。そして現場は必死に上から言われたことを守るだけ。結果一番大事なものである子どもの将来をないがしろにしている自覚がない。

コロナ禍を経験し、ますます「発達障害も治るものなら治った方がいい」と思うようになりました。なぜなら、弱みがあればあるほどこういう役所仕事のばからしさに付き合わされ続けるからです。

そしていつもエビデンス、エビデンスうるさい医療だっていざとなったらエビデンスをかなぐりすてて試行錯誤し、エビデンスもなく他人の行動を制限し、生業を犠牲にし、結果が出せなくても謝らない。自分たちの保身のためなら、命をかけて命を生み出す分娩時の妊婦さん達にマスク着用を強いるほど残虐な真似をして恥じない。

こちらに弱みがなければ、こういう行政や医療の無能無策・手前勝手に振り回されずに生きていけます。だから障害なんて治った方がいい。

パンデミックは普段弱者じゃない人も「推定感染者・被感染者」にして弱者に仕立て上げますから、弱者として扱われることの不自由を一時的に味わったわけですね。

もっとも「行政も誤るし医療もエビデンスを無視する」ことが知れ渡ったのはコロナ禍のおかげかもしれません。

新型コロナ騒動の前は、医者に「一生治りません」とか言われたら絶望したと思います。

でもこの騒動が広めてくれたのは、「医療は誤るけど謝らない」という事実です。

そして医療は、自分たちの仕事をラクにするために、他人に負担を押し付ける産業であるという事実です。

私たち、発達障害を追いかけてきた人間はとっくの昔に知っていたことですが。

場合によってはもう医療など相手にしなくていいかもしれません。診断前に治ってしまえばいいのですから。

・行政も医療も誤ることがある。
・医療従事者はいざとなると自分たちの保身のために患者に負担を強いる方法を選ぶこともある。
・生涯、なるべく行政や医療と距離を取るためにも治るものは治しておいた方がいい。

現行の状況の中で、発達障害と診断されることのメリット

浅見　さて大久保さん、このような現状の中で、発達障害と診断されることにメリットはあるのでしょうか？　あるとしたら、なんでしょう。

大久保　キーワードは、「弱者救済」ですね。

現在の特別支援においては、標準療法もなければ、効果的なアプローチもないわけです。となると、特別支援の根底に流れるのは、弱者である発達障害をもった人たちとその家族を

救おうという（彼らなりの）正義感です。

発達障害と呼ばれる人達の中には確かに重い症状や重い知的障害を持っている人がいます。その子達を育てる親御さんとしては、診断を受けることによって得られるものが多いと言えます。療育自体の効果はほとんどないと思いますが、その時間だけでも子育てから離れることができる。また子育ての責任を分担してもらえるような錯覚を感じることもできます。経済的な面でも助かっている家庭もあるでしょう。きょうだい児との時間の確保、親御さん自体の就労、さらに自分の親の介護等、支援というサポートが得られることによるメリットは多くあると思います。

本人たちの課題をクリアすることや、根本からより良く発達を促すだけのアイディアを持たない支援者たちにとって、支援の中心は親御さんですから。

浅見　ああ、そうか。今のところ「医療から始まる発達支援＝トリアージシステム」は、本人たちの課題に無力だからこそ、とりあえず親を助けようとするのですね。

大久保　そうです。支援者たちは、親御さんの気持ちや生活の負担を減らすべく、あれやこれやと手続きを行い、支援機関へとつなげていきます。その現在の完成形が、朝、子どもを起こし、学校に送りだしたら、学校→児童デイで、十八時の帰宅まで、子の顔を見ることのない生活スタイルです。このある意味、標準的なスタイルは、親の立場から見れば、労力的にも、子育ての責任からの回避的にも、ラクなわけです。支援機関はお客様を確保でき、親は困難を抱える子どもの子育てから離れることができる。支援者と親がウィンウィンの関係になっています。
ただし、ここには子ども、本人という視点は入っていません。

診断のメリット：
- **親と子が分離できる時間を持てる。**
- **誰かに助けてもらっているという錯覚を持てる。**

現行の状況の中で、発達障害と診断されることのデメリット

浅見　では、診断されることのデメリットはなんでしょうか？

大久保　重度の症状や知的障害、行動障害等を持っている子どもを育てる親御さんにとっては、診断を受け、公的な支援、サポートが受けられることは必要だと思います。しかし、発達障害という診断を受けている子ども達の中に、どれほどの家庭がこういったサポートを受けなければならないくらい、子育てが難しい、それがないと生活がままならない家庭があるのでしょうか。

私自身、学生時代、重い知的障害や身体障害を持つ子どもさん、大人たちとの関わりがありましたし、施設のときはもちろん、支援学校で働いたときは肢体不自由の子を担当していました。今までに関わった子の中にも、何名も亡くなった子達がいます。愛する家族のそばにも自分から移動することができない、手を伸ばすこともできない。今日一日、生きることも精一杯だ、という子ども達がいて、同じ障害児と言われているのです。

正直、発達障害の子ども達は、障害という括りで言えば、とても軽度な子ども達であり、そもそも障害といえるのだろうとすら感じています。

浅見　特別支援教育の始まりの謳い文句はこうでした。

「そういう子たちも実は障害児だったんだ！　そして放っておかれて不登校からニートになったりする。それをどうにかするための早期診断→特別支援教育を実施しよう！」

これが当初の理念だったはずです。美しいです。正しいです。ですから始まった当初は私も期待をしていたのです。

ところが現実は、早期診断して、そのまま介護だけ行い、大人になったら塩漬けです。不登校を起こせば「無理させないように」と言われ、投薬以外何もされず、ニートになっても放置。そのまま精神科医療や福祉といった産業の「固定資産」「食い扶持」へとまっしぐらです。だったら昔のように、ちょっと変わった子だけど診断もされず、人の間でもまれて苦労しながらでも何か道を見つけて働く大人になったほうがマシだったのではないかと思うのです。

大久保　発達の遅れを呈しているに過ぎない子ども達を、肢体不自由の子ども達、遺伝的な障害を持つ子ども達と、同列で語られる「障害」というカテゴリーの中に入れてしまうことも大きなデメリットだと考えています。治せない特別支援の世界に入るメリットは、子ども達にはありません。

五体満足に生まれ、ちょっと神経発達が遅れている子ども達に必要なのは、遊びであり、親子の関わりです。そのヒトが発達していく上で、育っていく上で当たり前のことを「診断を受ける」ことで諦めてしまう。普通の子育てではいけないのではないか、という想いを抱かせてしまう。実際、医師も支援者もそのように言いますし、特別支援のターゲットは親御さんなので、どんどん親の手から子を離そうとしていきます。〇～二歳までの言葉以前の発達段階にヌケのある子ども達に必要なのは家庭の時間であり、子育てなのに。

診断のデメリット：
・障害児のカテゴリーに入れられ、そこからなかなか抜けられなくなる。
・親と子が引き離される。

療育や支援とつながるほど、子育ての時間は減る

大久保　療育や支援と繋がれば繋がるほど、治らないのはもう明らかでしょう。それは言葉が出る以前の発達段階を埋める、育てる機会を失うからです。

浅見　家族で過ごす時間が減りますからね。

大久保　発達障害は自然な子育てと遊びの中で治るものなので、治らないというのならその道を〝敢えて〟選んでいるからに他なりません。治したいのなら、治そうとはしない特別支援の世界に入るのは間違いです。

そしてその特別支援の世界に誤って入ってしまう入り口は、発達障害という診断を受けることだと言えます。

診断時、「子どもの発達はどんどん変わるから、診断名も（仮）です」と説明する医師はどれくらいいるのでしょうか。「診断名が外れる子もたくさんいる」と説明する医師はどれくらいいるのでしょうか。最初にこういった医師と出会う確率は、宝くじにあたるようなものです。特に「発達障害」を専門に謳っている病院ではほぼゼロだと言えます。

自分の頭で考えられない人にとっては、現行の状況で診断を受ける、受けようとすること自体が大きなデメリットだと言えます。もちろん、これは子どもさんの人生にとってです。

診断を受けることで、普通の幼稚園、保育園の入園が断られるのも、治るためにはデメリ

ットだと言えます。子ども達との関わり、自然な刺激が得られません。定型発達の子どもと分断されてしまいますから。

まとめてみます。

障害全体からみれば、とても軽い障害、そもそも障害といえないただ遅れているだけの状態の子ども達は、自然な子育て、遊びの中で治っていきます。療育園よりも、普通の幼稚園、保育園でこそ治ります。

そのために診断は必要ありません。むしろ診断が子どもにとってデメリットになっているのが現状です。

ただ中にはごくわずかですが、多くの困難を持っている子どもさんがいて、その子との生活、子育てで心身共にケアが必要な家庭があるのも事実です。そういった家庭は心理的にも、労力的にも、金銭的にも、支えていく必要があります。そのためなら、診断のメリットがあると思います。

特別支援教育と名は変わっても、養護学校、障害児教育と内容はかわらず、将来福祉の中で生活していくことを想定した教育になっていると言えます。ですから、特別支援の根っこにあるのは、親と子のレスパイト、つまり弱者救済の心です。そこに「治る」の発想の土壌はありません。こういう現実を知っておいていただきたいと思います。

「四十二万人死ぬ」と言った言葉を信じ、自粛した先に、お店や職、希望ややりたかったこと、夢、人生の計画、そして命までをも失った人たちがいました。

同じように、「療育を受けなければ、二次障害になる」と脅した人間はこれまでもいました。私は学生時代から支援をしてきて、多くの人たちを見てきました。必死になって、年端もいかない子を抱え、診断を受けに行った。電車で一時間かけて療育機関に通った。専門家を集めた個別支援会議もやった。でも、今はどうしていると思います？　卒後居場所がなく、福祉利用の待機待ちなんていうご家族はざらにいるのです。

そんなご家族を見ていますと、特別支援という選択の裏に、どれほどのものを諦め捨ててきたのか、と思いますよ。

私が学生時代に正しいと言われていたのが「早期診断」「早期療育」「視覚支援」「脳の機能障害」です。

浅見　不思議なほど変わらないですね。どんどん新しい知見は出ているのに、「ギョーカイ」だけが見解を変えない。

大久保　正しいと考えられていたことがひっくり返ることなんて当たり前ですよね。

だからこそ、過ちをすぐに認め、訂正・修正できる、情報を更新できる力が必要になってきます。でもそれをしない人が多い。

どこの誰が言ったかわからないような言葉を、なぜ、批判的な視点を持つことなく令和の子ども達に当てはめようとするのか、わかりません。

浅見　もちろん特別支援教育を受けた結果よくなったという方もいるでしょう。そういう人に増えてほしいと思います。

でも現実は現実として伝えておかなくてはいけません。医療も行政も流れ作業の中で「現実の支援体制が理念と大分乖離していること」を伝えずに将来を決めさせようとしているから。

ともかく診断から始まる支援体制に乗ろうとする前に、「本当に理念通りの支援が行われているのか?」は調べておくのが自己防衛でしょうね。

大久保　そして「発達障害の予防」「診断されないほど発達しておく」ことは真剣に考えるべきだと思います。

現行の制度と運営の中、人によっては診断されるデメリットはメリットを上回ることがあるので「診断されないように発達しておく」ことは真剣に考えるべき。

第二章

親心活用のススメ

親子遊びはたしかに、発達に結びつく

浅見　さて、大久保さん。

日本では二〇二〇年の春、新型コロナウイルス感染拡大防止のため一回目の緊急事態宣言がありました。大久保さんのお住まいの北海道では早めに厳しい措置が執られ、その後人口の多い首都圏、近畿圏で緊急事態宣言が下りて、やがてそれが全国に広まりましたね。全国民を対象に、県境をまたいだ移動の「自粛が要請」され、学校は休校。大規模施設や生活必需品以外の商店も閉まり、実際に人の動きが止まりました。

ところがこの宣言下で花風社読者のお子さんたちはめざましい発達を見せたのが記憶に新しいところです。

大久保　素晴らしかったですね。

浅見　身体アプローチである程度、各種の困りごとが治っていたところに、思いがけず親子が一緒に過ごす時間ができた。親子で、人の少ないところを見つけて遊ぶ。それがこんなに発達によいことだったのだ、とつくづくわかった二〇二〇年、令和二年の春でした。

考えてみれば、お子さんの育ちこそつねに緊急事態です。〇歳の春、は一生に一度しかない。

コロナ禍が始まる前から積み重ねてきた各種アプローチで、ある程度、親子が時間を共に

することを妨げる苦痛な点（自傷、他害、パニック、過敏等）が取り除かれていたところで思わぬ時間のボーナスがあった。そしてすでに私たちは「専門家によるフォーマルなかかわり」より「親子で遊ぶ時間」の方が発達を促すと知っていた。

制約の多い生活の中でもお子様方が素晴らしく成長されたのをみて、花風社がやってきたことは間違いがなかったなあ、と思いました。それを記録しておこうと、読者コミュニティサイト「治そう！　発達障害どっとこむ」に「治っておいて本当によかったのお部屋」(https://naosouhattatushogai.com/all/conference-room/772/) も作りました。

様々なお声が寄せられました。

・偏食を治しておいてよかった。
・感覚過敏を治しておいてよかった。
・幼い頃は医者に一生字が読めないと言われたけど、きちんと就職し、エッセンシャルワーカーとして毎日勤務している。お子さんの休校で都合がつかない別のスタッフの代わりに多めにシフトに入って職場に貢献している。
・幼い頃あった問題行動もなくなったので、突然の休校で激務となった児童デイの利用を自粛。きょうだいで日中を過ごすことで社会貢献できた。
・生活リズムを崩すことなく勉強もかかさず学力も伸びた。
・学習の習慣が身についていた。

等々です。

大久保　素晴らしいですね。

花風社の知見に学び実践を積み重ねてきた読者の皆様の中に、コロナ禍で顕著に育ったお子さん達が多かったのは、親子間の濃密な時間が過ごせた、という点が大きかったのだと考えています。

やはり人間には、一対一という関係性の中で育つ部分があるのだと思います。というか、そういった原始的な、動物的な育ちが必要なのですよね。緊急事態宣言を経て、それを確信できるようになりました。

浅見　一方で、様々な問題行動を残していると、家庭生活において親御さんの負担が大きくなります。「一緒に過ごそう」というモチベーションそのものが削がれることになります。感染のリスクがあっても、思わずどこかに預けたくなることもありえます。

やはり、治りやすいところから治しておくのは、この先何があるかわからないのだから、正しいことだとよくわかりましたね。

二〇二〇年春の全国的な緊急事態宣言でわかったこと。
・「いざというとき」はいつ来るかわからないので、課題があれば、治りやすいところから治しておくといい。

・親子で過ごす濃密な時間はたしかに発達にプラスである。

変わりゆく発達凸凹のお子さんを持つ家庭の姿

浅見　そして二〇二〇年春の緊急事態宣言が解除され、大久保さんも割とすぐに全国への出張を再開されましたね。

大久保　はい。あの二ヶ月を除いて、二〇二〇年も出張の多い年でした。全国に呼んでいただき、ご家庭でのアセスメントのお手伝いをしました。

コロナ禍でも私の出張が途切れなかったこともあり、改めて考えますと、今の親御さん達は、一昔前の親御さんたちと考え方が変わったな〜と思いました。

支援者たちは相も変わらず

「自閉症は脳の機能障害です」

「障害なので、治りません」

「自閉症には視覚支援を」

と言い続けているわけですが、それに対して「はい、わかりました」とはならないのが今の親御さんたちだと思います。おかしいと思ったら、別の道、方法、情報を探そうとします。

十数年前の親御さんたちのように「当地で暮らしていれば、あの先生と仲良くなって、将来、あそこの施設でお世話になって」などとは考えず、この子がより良く育つ方法がないだろうか、と意識が向きます。

田舎のメジャー支援者より、グーグル先生ですね。

浅見　その変化は興味深いですね。障害がある（かもしれない）お子さんたちを育てる親御さんたちは着実に主体性を獲得しようとしている。

支援ギョーカイはむしろ、支援という名目で何かと親子に別々に時間を過ごすことを勧めてきたのに、まさに親子を引き剥がすのが支援の役目と思っているようなのに、今の親御さんたちはお子さんと遊ぶことを楽しんでいらっしゃいますものね。

親子遊びでこれほど育つのに、なぜ支援者が親と子を引き離そうとするのか、ずっと不思議に思ってきました。そして観察してきました。

その結果わかったこと。なぜ親子分離を勧めるか、理由は様々あるようですが、まず第一は

・親御さんのレスパイトの必要性

があります。これはたしかにとても大事です。

大久保　大事ですね。仕事をされている親御さんも、介護を抱えている親御さんもいらっしゃいますし。

浅見　けれども年齢によっては、あるいは状況が許すなら、親子が共にいる時間が多い方が

いいこともある。それが、緊急事態宣言下でのお子さんたちをみていてわかったことです。
そして支援者が親子分離を進める理由その二。それは第一章でみてきたように、
・親が子どもを支援組織に預ける方が支援組織の売上になるから
ですね。支援の産業化の結果として、親子分離を進める支援者たちがいる。

大久保　鬼ごっことか、公園で友だちとやると税金使いませんが、わざわざ税金使ってヘルパーさんと鬼ごっこするシステムができあがっていますね。

浅見　そうそう。親子で遊ぶと支援者のフトコロには一円も入らないので、支援組織の売上のために、支援の利用が勧められていたりします。

そして支援者が親子を引き離そうとする三つ目の理由。
・支援者たちは、虐待を深く深く懸念している。
これですね。虐待を避けるために、親子を引き離そうと必死になっている。ところが障害のあるお子さんを育てていても、虐待のリスクなどさらさらない親御さんも多いわけで、「できるだけ親子を引き離すこと」に予算が割かれる今の支援体制は「親の過小評価」から始まっている。支援のあり方が、虐待の可能性が著しく低い多くの親御さんたちに無礼なんです。
それに、せっかくの親心が前向きな子育てに活用できずもったいないことになっています。

・発達の遅れを持つお子さんの家庭の姿は変わってきている。

・伸びるご家庭では支援者の言うことを絶対視せず自分で調べる習慣がある。
・支援者たちは支援の美名のもとに親子を分離しようとしがちだが、それだとせっかくの親心が活かせずもったいないことがある。

学校は頼りにならないと知っておこう

浅見　ギョーカイの趨勢が「レスパイト」や「専門性」の美名のもとなるべく親子を引き剥がす方面に進んでいるのに、大久保さんがやっていることは「家庭に入っていって、家庭での姿から育ちのアセスメントをする」なんですよね。そしてそれが人気を呼んでいる。

大久保　そうですね。

浅見　元々大久保さんは、施設職員として、つまり赤の他人の立場で障害のある方の実状をアセスメントされてきたと思います。なのになぜ家庭の大事さに気づいたのですか？

大久保　やはり施設職員としての経験からだと思います。

浅見　大規模施設というところは、まさに家庭から引き離された方たちの集う場ですよね。そこでの就業経験が大久保さんのキャリアの原点。でもそこで家庭の大事さに気づいた。どういうことでしょう？

大久保　最初からお話ししましょう。

出発点は大学生のときです。

もともと、どこかの大学で四年間過ごすということを考えたときに、北海道で暮らしてみたいなという安易な感じで、北海道の大学を受けました。たまたま入った大学が、障害を持った子どもたちの支援とか教育とかボランティアにすごく熱心な地域にありました。これを私は全然知りませんでした。高校まで自閉症のじの字も知らず、障害と言えば知っているのは身体の不自由な方とか知的障害がある方ぐらいでした。大学に入って初めて、色々な障害の方たちがいることを知りました。

その大学の特色として、夏休み期間、養護学校に通う子どもたちへのボランティア活動、サマースクールというのが五日間連続でありました。子どもたちと学生が朝から夕方まで一日遊ぶといった活動です。これにたまたま誘われて参加したのが始まりです。サマースクールをやって、ボランティアで活動して、自閉症という子たちがいるとか、ＡＤＨＤという方々がいるというのを、そこで初めて知りました。

それ以降、ちょっと興味が出てきて、放課後の余暇支援のボランティア活動をしました。当時は放課後等デイサービスがなかったので、みんな学校から帰って来たら家にいて、夜寝るまでテレビを見たりしていました。社会資源がなく、親御さんが連れて行ける場も限られていました。

浅見　大久保さんが大学に入ったのは何年ですか。

大久保　二〇〇一年です。

浅見　そこで大学生として障害児の方たちに関わるようになったのですね。

大久保　そこで初めて障害のあるお子さんたちにお会いしました。放課後のご家庭に学生がお邪魔して、一緒に遊ぶとか、買い物に行くとか、プールに行くとか、そういう活動を四年間やりました。やっていく中で、親御さんとも結構話す機会がありました。

浅見　どんな話ですか？

大久保　実際に、おうちの中でされている苦労などについてです。トイレに物を流してしまって困っているのだとか、家の壁をはがしてしまうとか、夜寝ないのだといったお話を聞いていました。親御さんからしたら、学生なので、相談をしているわけではないと思います。けれどもそういう話を聞いていて、「ああ、そういうことがあるのだ」とわかりました。

浅見　具体的にご家族が何に困られているのか、わかったわけですね。

大久保　私が一番衝撃的だったのは、家だとお母さんも子どもさんものびやかに遊んでいるけれども、外に行くと、隠れるようにパッと買い物をして帰ってきてしまうことなどが多かったことです。なるべく人に見られないように生活していたり。あとお子さんに「何々しちゃ駄目ですよ」みたいな言い聞かせの場面が多くて、同じ子育てをしているのに、自閉症と言われる子どもたちの親御さんたちはなぜのびやかに子育てできないのだろうかと、単純に、純粋に思いました。同じ子育てなのにおかしい！　という疑問が大きかったと思います。普通のお子さんと同じように子育てをやってほしいなというのが、根本にありました。

その後、大学生なので養護学校とかの授業の補助で入ったりする時期もあって、学校を見たりしていると、「本当にこれでいいのかな」と、正直、思いました。

浅見　どういうところがおかしいと思ったのですか？

大久保　結局、四十五分授業があったとしても、最初の五分間、ねじを回すとか、ちょこっとやって、あとはビデオとかを見せているだけなんです。体育というのも、身体を動かすというけれども、ただマラソンをさせているだけ。十周走っておしまいにしているだけとか。あとは、ずっと横になっていたりしていて、この子たちの学びは本当にこれでいいのかなと疑問に思いました。

普通の小学校に行けば、朝の八時からきちんと勉強して三時ぐらいに帰って来ますよね。なのに、この子たちは勉強しなくていいのだろうか。純粋に、わからないから、そう思っていました。親御さんたちに聞くと、そういう情報はあまり知られていなかったりして。

浅見　そういう情報って何ですか。

大久保　学校でそんなふうに過ごしているのを親御さんがご存じないのです。

浅見　もっときちんと勉強を教わっていると親御さんは思っていたわけですね。

大久保　個別支援計画はきれいに書きますので、知らないんですね。

浅見　今では、支援者の手抜きもハイテク化され、個別支援計画をきれいに書けるアプリも出てきたみたいですけど、きっと当時からフォーマットみたいなものがあって実態とかかわらず個別支援計画だけは整っていたのかもしれませんね。

大久保　学校の様子がわからない中で、親御さんたちにはたぶん、学生から現状を聞きたいというのがあったのだと思います。自分は学校に見学に行けないけれども、学生は授業の補助とかで入っている。実際何が起きているの？　ときかれてそういう話をしていました。

浅見　親御さんたちもショックだったでしょうね。

大久保　そもそも学校の先生が当てにならないことは気づいていたようです。

学校の先生に、家庭でこういう問題がある、たとえばトイレに物を流すという問題があるのだけど、どうしたらいいだろうと相談するけれども、先生は「もにょもにょ」と言うだけ。当てにできる返事が返ってこない。なぜ返ってこないのだろうかと相談されたりしていました。

私は学校に入っているから、「こういう話がありますが、先生はどう思われますか」と先生にきいてみたら、「それは家の問題だから、私たちは責任とれないでしょう」と、ボンと言われてしまったのですね。「私たちはやらないよ。だって、学校だから」で終わり。そしてトイレに物を流すとか壁をはがすとか、色々な問題には解決法を与えられず親御さんの苦労は残ったままなんです。

学校に相談してもまともな答えは返って来ない。「なんとか支援センター」に行って相談しても、よくわからない構造化の話をされて帰って来る。子どもは苦しい。親も苦しい。どうしようもない。じゃあ薬に頼るか。そういうのをずっと見てきました。

私はもともと小学校の先生になって働きたいと思っていたのに、あまりにも現実とのギャップがあり過ぎて衝撃だったのですよね。

浅見　なぜ、そういう体制になってしまったのでしょう？　要するに障害のあるお子さんに対しては学校が教育もしていなければ親御さんたちの相談相手にもなっていないわけですね。

大久保　私も函館に住んでいるからだいたい想像がつくのですが、そこの地域に大きな福祉の施設があったりすると、どうせそこに行くだろうと、先生たちの目も親の目も全部そちらに向いてしまうのですね。子どもをみていない。栗本啓司さんもよく、「子どもをよくみましょう」とおっしゃいますが、学校の先生達は子どもをみるのではなく、福祉の方向をみていましたね。「あの福祉法人のあの施設に入れたらいいだろう」みたいな考えしかないから、「一生懸命やったって結局ゴールは福祉でしょう」とどんどんやる気がなくなっていくんです。

浅見　知れきった未来に向けての支援しかしない。それは教育現場ではなく、療育の場にもありそうな雰囲気ですね。

大久保　最初に熱意を持って頑張っていた人たちもいるし、私の同期は教育大なのでみんな先生ですが、二十代は頑張るけれど三十代、四十代になると本当にやる気がなくなってしまう。なぜかというと、「どうせ福祉でしょう」とみんな思っているから。「誰も自立しないでしょう」と。口では「自立支援」と言っているけれど、誰も自立している子がいないし、どうしたら自立できるのかわからないから、そういう体制になっていくのかなと思います。

浅見　大久保さんとしては、それをどうにか打破したかった。そのためにそのあと、どういうキャリアパスをとられたのでしょう。

大久保　学生時代にその目的意識があったので、とにかく親御さんの支援をしたい、親御さんの力になりたい、家庭をどうにかよくしたい、ここを幸せな空間にしたいという思いがあって、では生活支援をやろうと思いました。

でも、生活支援をするには、二十四時間この子たちを一緒にみていないと。

浅見　親御さんはそうなのですものね。

大久保　そうです。一緒に生活したことがないやつに生活支援はできないだろうと思いました。

そうしたら、たまたま、第二種自閉症児施設という自閉症専門の大きな施設があったので、「よし、私はそこに行こう。二十代は頑張ろう」と思って、七年間、二十四時間三百六十五日その施設で働いて、自閉症の方たちと寝食を共にしました。自閉症の小さいお子さんから大人、強度行動障害と言われる方、関東とか関西とか色々な地域からいらしている方々と、七年間一緒に生活しました。

その後、独立して家庭支援サービスを立ち上げようと思ったけれども、学校の中を知っておくことも大事かなと思って、私は教員免許を持っていたので養護学校の先生も一応やってから、独立したのが二〇一三年です。だから基本は施設職員からの始まりです。

・学校はその子の生活に部分的にしかかかわらない。

・本来なら学習だけは責任を持つはずだが、それが必ずしも果たされていない。
・それは「福祉の中で暮らす知れきった未来」に向けてしか展望がないから。

安定した土台は生活の中でしか作れない

浅見　施設職員として、二十四時間生活を共にされたわけですよね。そうしたら、そこでは利用者の方たちに安定してもらうことがすごく大事ですよね。そのときに何が一番大事でしたか？

大久保　基本的には、何かを教えて、新しい生活スキルを覚えてもらうためにも、まず快眠快便を実現しておかなくてはなりません。ここの基本ができていないと、とにかく何を教えても入らないし、やりとりすら生まれない状態に留まります。特に強度行動障害とか、激しい状態の方が入所されることも多い施設だったので、入所されたときには一週間、とにかく寝食を共にして、どういう食べ方をして、どういうあいさつがあって、どういうお風呂の入り方をされて、身体の状態はどうだとか、身体のことを全部みました。

浅見　私が最初に持った問題意識が「自閉症は身体障害ではないか？」「身体面さえ整えば情緒面も整うのではないか？」だったのです。そして栗本啓司さんと花風社の出会いによって、いくつかの本が出て、睡眠や排泄が整う人が増えました。その結果障害特性と言われるものまでも「治った」と呼べるほどの状態像の人がどんどん現れたのです。

大久保　私たちもとにかく身体の健康をみて、まず、ちゃんと眠れること、ちゃんとご飯が食べられること、ちゃんと排泄ができるようになることを徹底しました。それが落ち着いた後に、ようやく身辺自立の指導が始められるのです。そこが落ち着かなかったら何も始まらないんです。やりとりすらできない。

浅見　今の発達障害、療育の世界に入ってくるお子さんの状況を見ていると、大久保さんが施設で見た方たちより軽いというか、高機能の方とかが割合として大きくなっています。でも、その方たちに対しては、花風社の本以外では、あまり快食快眠快便ということを強調されていないような気がします。もっと、例えば学習障害的な要素とか行動面の課題とか、そこから入りますよね。

　まず快食快眠快便に注目したお母さんの体験は、『支援者なくとも、自閉っ子は育つ』（こより著）にまとめてあります。

　こよりさんは発達凸凹のお子さんをお二人働く大人に育て上げました。医者が告げるあまり希望の持てない先行きを信じず、医療や福祉を頼ることなく、ご自分の信じるままに子育てしたわけですが、そのこよりさんが最初に目指したのが快食快眠快便でした。でも、療育の場でその大事さはあまり強調されていませんね。ただ、大久保さんがいらしたような重い方中心の施設だと、最初からそれが安定のための最低条件であるという了解が支援者の方たちにも共有されていたわけですね。生活を共にする支援者の方たちにとっては常識だった。医者は子どもの断片しかみない。でも親は二十四時間みている。その親と同じ立場で大久保さんたちは仕事をした。

大久保　そうです。まず快食快眠快便の安定がないと自傷とかそっちのほうがどんどんどんどん大きくなってしまうので、排泄とかそういうところはとにかく気をつけてやっていました。

浅見　どういうふうに気をつけていましたか？

大久保　結局は生物的にみるのです。便の状態がどうだとか、本当に生物的にみる。睡眠はどうか、眠れているのか。寝た後、夜中に何回起きるのか。あと、食事の量とか、偏食はないか、バランスよく食べられているか、咀嚼はどうだ、飲みこんでいないか、水はちゃんととれているか。全部、生物的にきちんと満たされている状態か確認します。

水が飲めていなければ、こまめに促そうとか、汗がかけないのだったら、散歩を多くして、とにかく汗をかいて水を飲んでもらおうかとか、眠れない方だと、お休みの日だったら長い距離を歩いてみようとか、山を歩いて夜寝てもらおうとか。

私たちは薬には手を出せないので、薬がなくても眠れる身体になってもらいたい。どうにか彼らを支援できないか。とにかく快食快眠快便を、本当に大事にしていました。

浅見　でも、それは支援者が大変ですよね。

大久保　大変です。本当に大変です。たぶん、その大変さを知っているのは、親御さんと、そして生活を共にする支援者だけだと思います。二十四時間型の生活支援をした人間でないとわからないと思います。療育センターの人や先生方は、わからないんです。トイレとか興味ないというか、排泄が安定しないことのつらさがわからない。学校にいる間だけおむつしていればいいじゃないか。ポイして捨てればいいのだから、という発想になってしまうのです。

浅見 ああ、そういう発想になってしまうのか。

大久保 だけれども、親御さんや私たち二十四時間の生活スタッフからしたら、少ない人数でみないといけない。その中で排泄の問題があるというのは、相当大変なことです。夜中にうんちとかおしっこが出ちゃう。それで起きちゃって、眠れない。また暴れる。ぐるぐるいやなサイクルに入っちゃうという方もいる。それはたぶん、生活を共にしていない支援者や教育者は見ていないからわからない。だから、お母さんたちが「排泄に関し困っています」というのが、ぴんときていないと思います。苦労を知らない支援者が多いから。

浅見 たしかに排泄の安定とかに寄与できるのは、生活を共にしている人でなければ無理ですね。支援者としての大久保さんのキャリアの中で、最初のところですごくきつい現場を見たから、快食快眠快便が全てのもとであるということ、そこをまず成り立たせなければいけないということが、ストンと理解できたんですね。

大久保 はい。あの生活支援を経験したからこそ、『自閉っ子の心身をラクにしよう！』（栗本啓司著　二〇一四年）が出たとき、あの内容がスーッと自分の中に入りました。後に出た『芋づる式に治そう！』もそうだけれども。あの本の持つ価値をひしひしと感じることができたのは、施設での壮絶な七年間があったからでした。これを知りたかった。栗本さんに早くお会いしたかった。もっと早く、あの本に出合いたかった。あれがあったら、私があのとき支援できなかった方が支援できたのだ。すごくうれしかったと同時に悲しかったです。

・土台を安定させるためには、まず快食快眠快便。
・子どもを生物的な意味で安定させることができるのは、一緒に生活している者だけ。
・断片しかみていない教師や療育センターの支援者や医者にはできないこと。

支援者が行うアセスメントには、実はあまり意味がない

浅見　一方で、問題を色々抱えていらっしゃる方たちの支援をするためには、例えばＴＥＡＣＣＨとかＡＢＡとか、いわゆる「一昔前の標準療育」は人一倍学ばなければならないという立場でお仕事していらっしゃいましたよね？

大久保　はい、そうです。

多くの支援者と同じように、私も最初から身体アプローチを中心に据えていたわけではありません。ＴＥＡＣＣＨは、何度もトレーニングを受け、いくつかのレベルの認定証を貰っています。ソーシャルストーリーも、コミック会話も、ＰＥＣＳも、同じような認定証を貰っています

それくらい勉強してきた私ですから、標準療育に関する書籍や論文はある程度、読んできました。

そこで面白いのが、環境設定に関する記述です。

色々な療法、アプローチがあり、診断やアセスメントの種類がありますが、共通して主張されていることがあります。

それは、「家庭のような自然な環境を作ること」です。

今、私が家庭支援を中心に行っていますので、改めて見ると、笑ってしまいますし、私の仕事の方向性は間違っていないのだと思います。

こんなことが主張されています。

「診察室は、子どもたちにとって慣れない場所なので、検査者の準備と環境設定、提示の仕方が重要になる」

「診察室では、普段、見せない姿が出ることがあるので、注意して観察する必要がある」

「子ども達が家庭のように自然な姿、動きが出るように、療育部屋は家にあるような物を配置する」

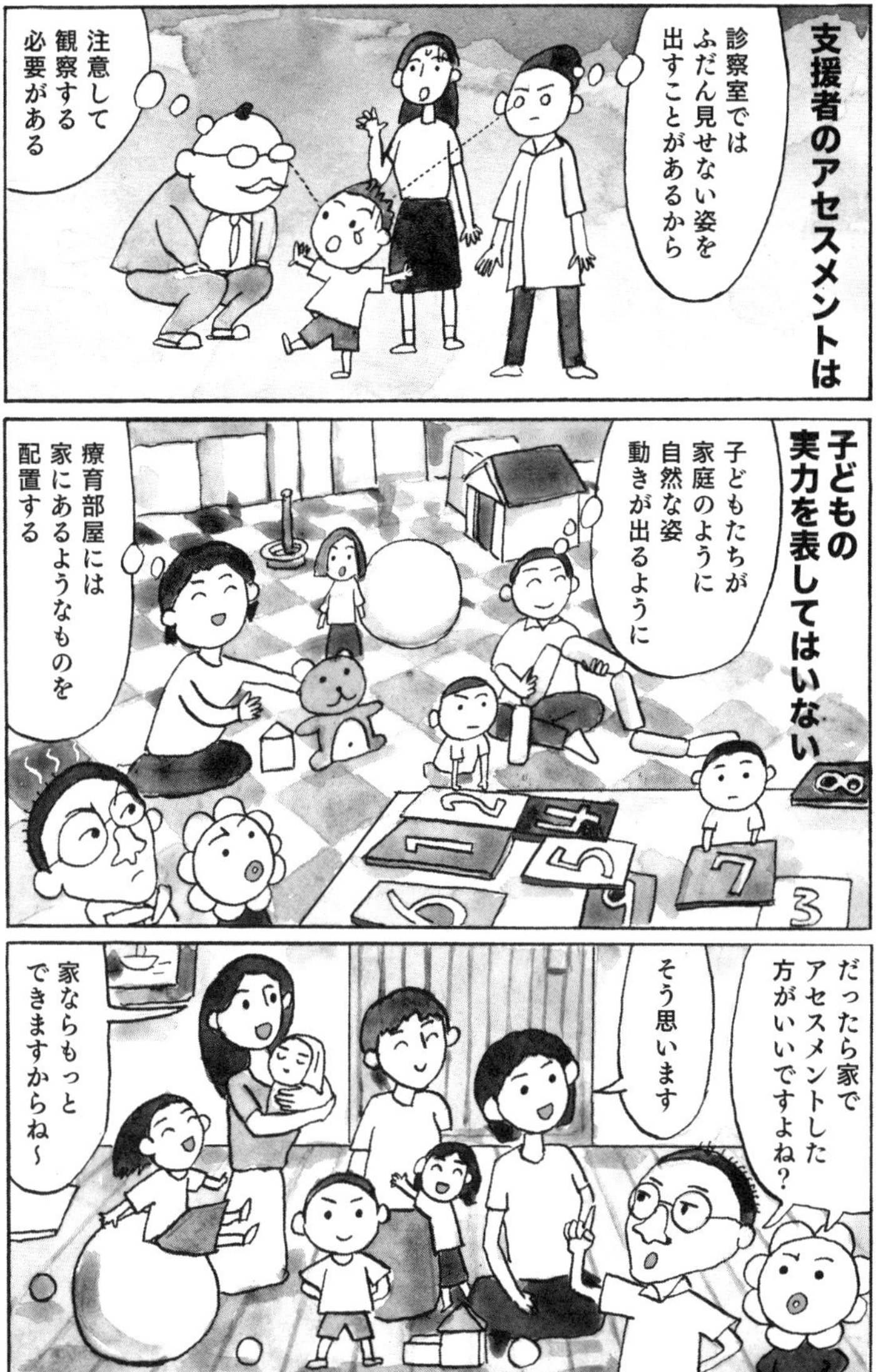
支援者のアセスメントは
診察室では
ふだん見せない姿を
出すことがあるから
注意して
観察する
必要がある
子どもの
実力を表してはいない
子どもたちが
家庭のように
自然な姿
動きが出るように
療育部屋には
家にあるようなものを
配置する
だったら家で
アセスメントした
方がいいですよね?
そう思います
家ならもっと
できますからね〜

だったら、家でアセスメントすればいいじゃん。家で療育すればいいじゃん。そうは思いませんか？

浅見　思います。ではなぜ、これまで発達障害の世界では家庭ではない状況の中でアセスメントは行われてきたのでしょう？　そしてそれにどんな意味があったのでしょうか？　お子さんの実像、実力は支援者の前では見られないかもしれない。なのに今も支援者のするアセスメントに親御さんは一喜一憂しているはずです。

大久保　結局、外で行われるアセスメントというのは、「支援を当てはめるためのアセスメント」です。構造化をつくるためのアセスメントです。その子がよりよく生きる、よりよく育つ、子どもたちがよりよい人生を送るためのアセスメントではないです。結果から、どう構造化したらいいか、どう応用行動分析的アプローチを組み立てたらいいかのアセスメントです。そこのアセスメントはたぶん、同じアセスメントでも意味合いが全然違うと思います。

浅見　率直に言えば、支援者の仕事をやりやすくするためのアセスメントだったということですか。

大久保　はい。

浅見　でも、それがなければ、やはり大変だったから、そういうアセスメントも必要な場面はあったんですよね。

大久保　そうです。私も一生懸命やっていました。だって、一人で二十人とか、夜中みないといけないので、やはり構造化して、ある程度スケジュールで整理して、自分たちで自立して動いてもらわないと。

ある意味、支援者が管理しやすいような構造化をしていたと思います。私もいやな支援者だったと思います。

浅見　だけど一人で二十人みなくてはならないのですよね。

大久保　はい。

浅見　どうしても管理が中心になりますよね。

大久保　申し訳ないけど、そうなります。

浅見

・一人で二十人をみるのを効率的にするためのアセスメント

と、

・社会で生きていく力をつけるためのアセスメント。

目的が違うのだから、やり方も見方も違って当たり前ですね。

大久保　そうです。

浅見　でもたしか、もともと療育でのアセスメント、例えばTEACCHとかのアセスメントは、伸ばすためのものだったはずですよね。

大久保　そうです。だから基本は、構造化、環境を整理する、刺激を整理することによって安定してもらい、よりよく学習してもらおうというのが目的だったはずです。ただ日本では、安定させるところがメインになっちゃって、結局何を教えたいのかわからない。だから、先生たちも構造化を採り入れたりはするけれども、「先生、構造化した後、何を子どもに学習させますか」ときかれると答えられない。「構造化、スケジュールを伝えられるようになっておくと、将来、福祉施設に行っても使えるようになります」とか、「社会になってもスケジュールがあると生きやすくなります」と言うけれども、「学校って教育の場じゃない？伸ばすという視点はどうなの？」というところはない。そこは疑問に思います。

浅見　療育の場で安定を確保してもそれ以上の学びがない。それが、てらっこ塾を始めた理由なんですね。

大久保　そうですね。結局学校任せ、支援任せにしていると、子どもたちは学んでいないわけです。将来は福祉の支援があるかもしれないけれども、だからといって教育をしなくていい理由にはならない。

浅見　たしかに。

大久保　教育ならば勉強は教えてもらいたいし、子どもたちに色々なことを学んでほしい。でも、自立＝福祉の中でかわいがられて生きていく、福祉の支援者に手間をかけないで生きていくみたいな感じになっていると、ゴールが決まってからの逆算で見るから、今のうちにコミュニケーションカードをつくっておいたほうがいいなとか、構造化しておいたほうがいいよなとか、そこで終わってしまう。

浅見　そして「アセスメント」が「どうやったら支援しやすいか」の支援者目線のアセスメントになっている。親御さんが思い描いているものとギャップがあるのですよね。

・支援者が行うアセスメントは「どうすれば支援・管理しやすいか」の視点が濃い。
・親が望んでいる明るい未来のためのアセスメントでは必ずしもない。

親が求めているのは「よりよくなるための手がかり」のはず

大久保　はい。それはよくないと私は思いました。彼らにも学ぶ権利はあるし、子ども時代は学ぶことが基本だしお仕事だと思っているから、そこの機会を作りたいと思って、てらっこ塾は、基本は家庭教師という形態で事業を始めました。

放課後、子どもたちはみんなプールに行ったり習い事をしたり公文へ行ったりして勉強するけれど、障害を持った方はそれがなく、ずっとビデオを見ている。学校でもビデオを見て、家でもビデオを見て、寝る前もビデオを見て、ずっとビデオじゃないかとなる。だったら私は、彼らに少しでも学ぶ機会を提供したい。それに、施設職員として学んだことがあるから、机の上のお勉強だけではなく、例えば服を着るとか脱ぐとか洗濯をするとか、そういう生活支援の中で私たちが教えてきたことが家庭でもできたら、家庭が少しでも柔らかくなるというか、過ごしやすくなるので、そういうことをやりたくて家庭教師から始めました。

最初から学力に注目していたわけではありませんでしたが、学校が「自立」「自立」と言いながら――職員室では「どうせ、コロニーだろ」なんて仲間内で言いながら――消化試合のような授業をしていましたので、まずは教育の機会、学ぶ機会を提供したかったことから、事業形態は家庭教師でいこうと考えました。

衛立の中、いつ誰が作ったかもわからないような課題をやり（あとからわかったのですが、教育実習生が毎年作っていたものでした）、あとはみんな、横になったり、音楽を聴いたり、ビデオを見たり……。問題行動がある子は、エスケープゾーンという名の牢に閉じ込めたりもされていました。

やっていることが施設と変わらない。将来、施設を利用する可能性があったとしても、だからといって、学校で教育をする必要がないことにはならない。

浅見　本当にそうですね。

大久保　ですから、圧倒的に学ぶ機会の少ない子ども達に、何か一つでも成長に繋がることを、将来に役立つこと、身になることを覚えてもらいたかったんです。

私は施設職員でしたし、重度の人ばかりの支援をしていましたので、着替え、入浴、余暇、問題行動の軽減など、将来の自立につながるような、今の暮らしが少しでもラクになるような援助を具体的にはイメージしていました。

余談になりますが、事業名のてらっこ塾は、寺子屋からきています。

函館は江戸時代から寺子屋が盛んで、色々な教育が行われていた土地ですし、寺子屋は実学を主にしていましたので、自閉症の子ども達の生活に直結するような学びの機会を、と思い、名づけました。

浅見　家庭でできることを教える家庭教師ですね。例えば、施設職員として覚えた快食快眠快便を実現する。そこから身辺自立の学習につながる。それを家庭に持っていくだけでも、親も子もすごく助かります。

大久保　そうだと思います。

浅見　そういうことをやったんですね。

大久保　そうですね。なるべく、そういう基礎・基本のことを教えることにしました。花風社の他の著者の方たちにも共通しますが、まずは散歩とか、とにかく動くとか、人間として快適に生きるということころは、よく伝えていたし、そういうニーズはあの当時大きかったと思います。

事業開始当初は、学生時代、施設職員時代の繋がりから、知的障害を持った子、問題行動と呼ばれるようなものがあったお子さんの依頼が中心でしたが、徐々に支援級や普通級のお子さん、若者、引きこもりや不登校の子の依頼、大学での相談員などの仕事が増えていきました。

そんな中で、相談事業の内容も当初イメージしていた生活スキルの獲得から徐々に勉強や悩み相談、社会性の部分などの学習に移り変わっていきました。

浅見　それで今は、全国のご家庭に数時間滞在してアセスメントをしているのですよね。

大久保　アセスメントのニーズが出たのは、ここ二〜三年の話です。最初は、施設から出た大久保だったので、重度の方とか、問題行動があってこれに対処したいのだけどという話が多かったです。

そのうち、支援にも引っかからないけれども生きづらいという方々から連絡が来たり、引きこもりや不登校の方で発達障害があるかもしれないという相談が増えてきました。

あと、大学で相談とかやって、軽度の方々のご相談が一時期かなり増えました。栗本さんの黄色本（『自閉っ子の心身をラクにしよう！』）が出たころは、ちょうど軽度の方々のご相談とか大学生の相談業務をやっているときで、こんないい方法があるのだと思い、私は衝撃を受けたのを覚えています。それを普通に大学に進んでいる方とかと一緒に読んで、実践していました。それで眠れるようになったという声もあり、こういうニーズもあるのだということがわかりました。数年間はそうやって過ごしていました。

花風社さんの本は社会のニーズに合わせて出ているような気がします。栗本さんの本が「発達障害の子には内臓や関節の発達にも遅れがありそうだ」とか、それまでは誰も教えてくれなかったことを教えてくれたわけです。それから、世の中の人たちが「そうだ、発達障害ってそういうところもあるよね」と納得するようになって、灰谷さんの「発達のヌケ」の話が出てきて（『人間脳を育てる』（灰谷孝著　二〇一六年）、浅見さんの『ＮＥＵＲＯ』（浅見淳子著　二〇一九年）の話も出てきて神経発達障害ということが広まり、『感覚過敏が治りますか?』（栗本啓司著　二〇一八年）によって感覚過敏の治し方とか、治すアプローチの仕方はすごく広まったと思います。

そうなったときに、だけれども、それをわが家で合わせるのが苦手だ、難しい。栗本さんの本はいいと思うけれども、どこから手をつけたらいいのかわからない。全部やらなければいけないのだろうか？　と戸惑っている。そういうニーズが出てきて、大久保に連絡が来て、「金魚体操とかやっているけれども、これで合っているのか見てほしい。うちの子どもと私のやっているアプローチが合っているのか、家で相談してほしい」というのがちらほら、西日本とか関東で増えていき、こんなに出張というか全国でアセスメントになったのは、ここ二〜三年です。

函館では、勉強を教えてほしいという依頼もあります。問題行動があってちょっとみてほしいという依頼もあります。けれども、全国的なニーズは一気にアセスメントに変わりました。私は民間人なので、ニーズに合わせて動きます。そしてその流れが、花風社さんと合っていました。

浅見　「よりよく生きるためのアセスメント」「明るい未来を開くためのアセスメント」こそ親御さんが求めているものだった。でもいわゆる標準療育の中にはそれがなかったから、管理しやすくするためのアセスメントだったから、大久保さんがやっていることのニーズが出てきたのですね。

管理しやすくするためのアセスメントではなく、よりよく生きるためのアセスメントを求める人が増えてきた。

人間は主観の中で生きていく

大久保　そもそも、なんとか支援センターの、あるいは病院の、たった一時間、二時間の検査で、どうしてその子の未来が予想できるでしょうか。

診断も、アセスメントも、すべてその場で確認できるもの、言語化できるもので判断されています。

発達が遅れている状態はわかるけれども、なぜ、遅れているのか？　この遅れは病的なものなのか、何が背景なのか？　この状態は今後も続くものなのか、いつ育つものなのか？

そんなもの、実のところ、専門家も、支援者もわかるわけがないのです。今の状態をある基準と比べてどうか、と言っているだけであり、それが専門家の限界だから。

なので、発達の遅れの理由、背景を尋ねても、「脳の機能障害だから」「生まれつきの障害だから」としか返ってこないですよね。我が子の将来のことを尋ねても、「将来を考えるよりも、今を大切に」とか意味不明な講釈を垂れるでしょ。

浅見　なのになんで専門家のアセスメントに一喜一憂する人がいるのか、不思議です。親は客観的にみられないからかな。でも、そもそも、客観的にみる必要なんかあるのかな。

親は親バカでいいんじゃないでしょうか。子どもはデータどおりに世の中を渡るわけではないのだから。世の中の人に客観的に判断される場面なんてそれほど多くありません。だいたいは主観的に好かれたり嫌われたり主観的に好いたり嫌ったりする人間性で社会生活を送っていく。人間関係は主観がデフォルトです。そういう意味では親子の関係性こそ社会性の原型ですよね。

社会で生きていくときには主観的に評価される。客観的なアセスメントはそれほど必要なのだろうか？

専門家との関係性より親子の関係性の方が大事

浅見　先ほども言ったように、支援者が虐待を相当懸念しているのはわかります。

そのせいなのかなんなのか、医療を含む支援側は自分たちと保護者の間にある情報量の非対称性を絶対崩そうとしない。知識を十分に与えず支援者が優位に立ち続ける体制を保持しようとしますね。

たとえば診断のときとか、周産期の状況とか根掘り葉掘りきく。自然分娩だったかどうかとか、未熟児だったかどうかとか。でもそれが発達と関係があるとは絶対言わないし情報はくれない。栗本さんなら教えてくれるんですけど。

もし周産期の状況と発達が関係するのだったら、今後コロナ禍のマスク出産も発達に影響が出るかもしれません。でもそういう情報、医療側からは絶対に出てこないでしょうね。

私は『発達障害は治りますか？』を作ったとき、精神科医にとってはカリスマ的存在である神田橋條治先生が「知らしむべからず、依らしむべしが好かん」とおっしゃったときの珍しく少し怒りで紅潮したお顔を思い出します。どうも医療の世界には患者に情報を渡さず自分たちに依存させようとする傾向がありますが、神田橋先生は患者の中に養生する力を育てるという真逆のお仕事をしてこられた方ですから。

大久保　特別支援の世界へ足を踏み入れると、色々な名称の専門家が出てくるし、勧めてくる療法も様々だし、子どもよりも、支援者、専門家との付き合いのほうが疲れる、という親御さんは少なくないと思います。

そういった親御さんは、「関係性」という言葉をキーワードにして烏合の衆を見ていくと、すっきりしていくでしょう。

たとえば、視覚支援。視覚支援は、なんだかんだ道具が出てきますが、結局のところ、本人と「私」との関係性を良くしようとしています。

浅見　「私」とは?

大久保　「私」には親御さんも含まれますが、支援者も、先生も、当てはまります。別に家庭や子育てに特化したものではなく、本人自体の育ちをサポートしているわけではなく、より良い関係性を築くためのコミュニケーションツールという側面が強いと言えます。

浅見　たしかにそうですね。

大久保　ＡＢＡなどはまさに関係性を使った指導方法で、その子との関係性の中でより良く育っていくというよりも、教える側と教わる側、支援する側と支援される側という関係性をはっきりさせるための手法です。

浅見　そうですね。

大久保　専門家、支援者、先生を見るときも、関係性から見るとわかりやすくなります。

子どもの発達の相談に行っているのに、「お母さん、よく頑張ってますね」「辛くないですか」「無理しないで支援を」ばかり言ってくる。それは相手がお母さんとの関係性を結ぼうとしている証拠です。そんな人のところに通っても、子どもは育っていきませんね。むしろ子どもを育てられないから、親支援を強調する。

浅見　たしかに。

大久保　また、子どもをやたら褒めたり、子どもに気にいられるようなことばかりをやる人は、子どもとの関係性を結ぼうとしている証拠です。

裏を返せば、長く支援していこうという魂胆があるということ。関わっても何の得もない。自分の成長に繋がらない人間が結びたがる関係性は、ただのストーカーです。

浅見　わはは。

大久保　支援者との関係性に比べると、親と子の関係性は、自然であり、子が伸びやかに育つ環境に近いと言えます。

親と子の関係から親戚、園の先生、友達、学校、職場、地域、社会というように伸びやかに育つ環境が広がっていくイメージです。

浅見　そうそう。すべての人間関係の土台は一対一。それが広がっていく。社会性の根っこは、一対一の関係にありますね。

大久保　社会に出てからも成長し続ける若者たちをみれば、人生の始まりの頃に豊かな関係性の原形があるように感じます。

関係性は、自然と結ばれていくもの。

人工的に、人為的に結んでいくものではありませんね。

自然と結ばれた関係性の中には、心地良さがあるものです。

浅見　だからまず、親子の関係性ですね。

親子の関係性が土台になって
社会のつながりに広がっていく

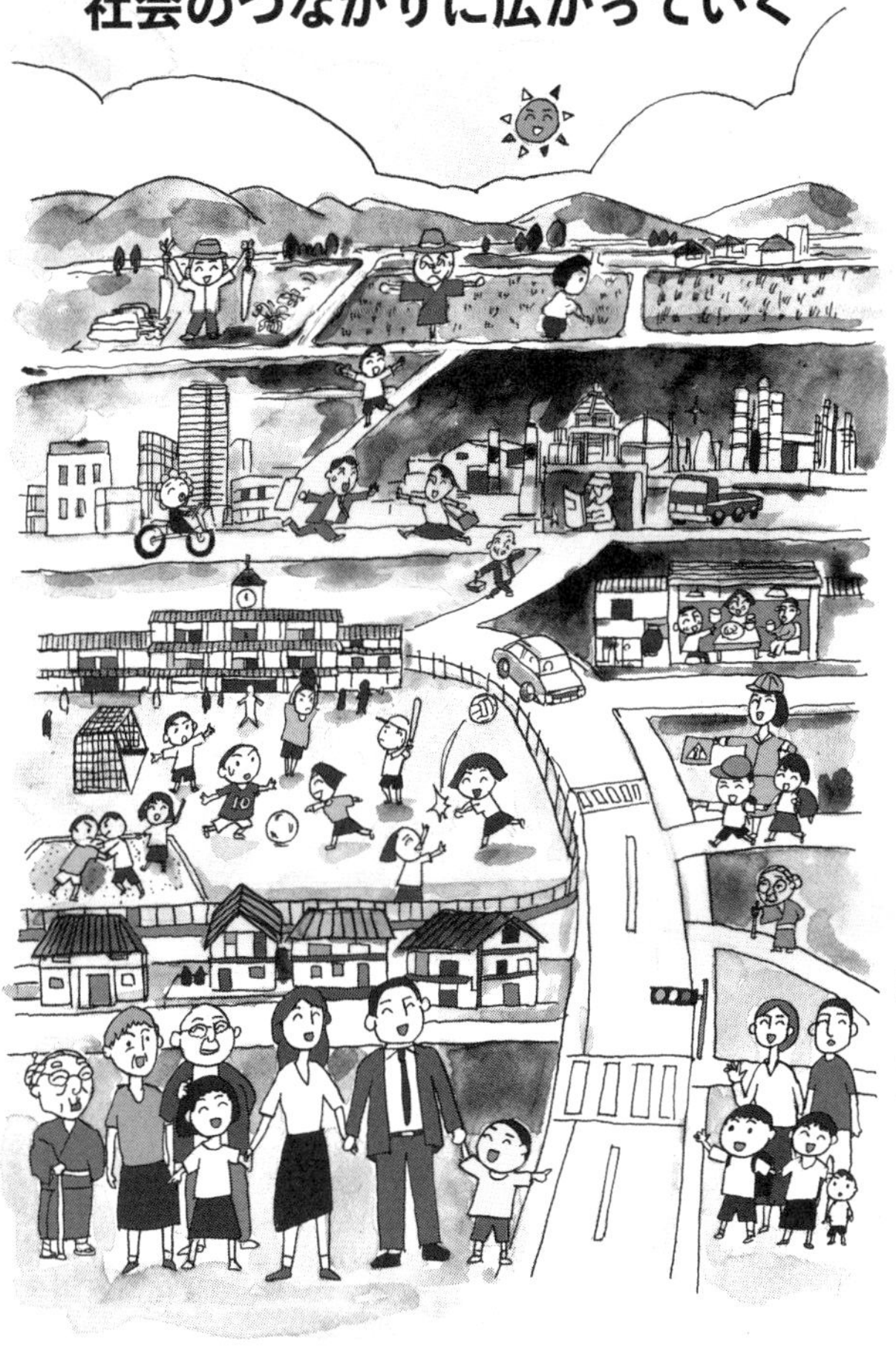

・親子の関係が社会を生きる関係性の土台。
・親子の関係は自然。専門家と子どもの関係は人工的である。

支援者の粗探しから子どもを守ろう

大久保　発達相談で感じるのは、既に親御さん達にはアセスメントのやり方も、どうやって育てたら良いかも気がついている場合が多いということです。

ただ皆さん、それが言語化できていない。

無意識レベルでは捉えているし、日々の生活の中で察している。だけれども、その感覚に見合う言葉が出てこないから、モヤモヤされているように感じます。そのモヤモヤの状態が続くと、自分の内側から離れた言葉に身を寄せ始める。「発達のヌケ」という言葉と出会えなかったので、「それが〝障害特性〟だから」という言葉で無理やり自分の内側にあるものに命名している感じです。

浅見　何か問題があると、支援者はすぐ「障害特性」と言いますからね。実際障害由来ではない問題まで。

大久保　これまで多くの親御さん達とお会いしてきましたが、察しているものと言葉のズレ、感じているものに見合う言葉がない、という状態が結果的に、子ども達の内側から発せられている声に気づけない要因の一つになっているように思えます。

浅見　そして何もかも「障害特性」と決めつけられてきた親御さんは「なんか違う。○○先生はこう言うけど、うちの子はそうじゃない」とうっすら思っている。

大久保　そして、「私がぶれてばっかりなんで、子どもがうまく育っていかないんです」そうやって涙を流される親御さんは少なくないですね。揺れ動くことに問題はないのに、そこで自分を責めてしまう。

たぶん、これは「一貫性のある対応、支援」というギョーカイ用語の影響でもあると思います。

浅見　一貫する必要などないですよね。人間は複雑なんだからそのときどきで問題は変わります。だったら対応も変わって当たり前。一貫していたほうがラクだっていうのは支援側の都合でしょ。支援組織は一貫したやり方に固執した方がラクで儲かる。ただし効果は出ませんが。

大久保　そのとおり。この「一貫性」云々というやつは、そのほうが子どもの発達、成長に繋がるという意味ではなく、「一貫して私達の支援をご利用ください」というセールストークなんです。一貫性がないから、揺れ動くから生きているのであり、それが発達しているということ。

浅見　まさにそうです！　人間は複雑系なんですから、揺れ動くのが当たり前です。親も子も。自分たちだってそうやって育ってきたのに、障害特性があるとなるとちょっとした揺らぎも大げさに問題にして薬とかのませるんですよね。

大久保　特に、子どもさんが小さいうちは発達が安定せず、揺れが大きいときですから、ちゃんと親御さんにも揺れ動いて欲しいと思いますね。「昨日は良かった。でも、今日はダメだった。だから明日は別の方法をやってみよう」そういった試行錯誤が子育てには重要です。この試行錯誤の段階を飛ばすと、「そのおうちならではの子育て」を飛ばしてしまいます。その飛ばした先が、依存させることが目的の支援者なら最悪です。

子育てで重要なのは、ノンバーバルな次元を大切にすることです。

発達はノンバーバルな世界。

目に見えず、捉えることのできない現象だからこそ、私達は感じる心を大切にしなければなりません。

浅見　支援者が子どもの欠点ばっかりあげつらっても一喜一憂しなくていい。しょせん言語化された世界だから。

あっちは商売でやってるんだから。粗探ししないと仕事にならない。お肌のきめがどうのこうの言って数万円のセット買わせようとする美容部員と同じだと思っておけばいいんです。しかも美容部員よりたちが悪いのは、請求書を役所に回してしれっといい人ぶること。自分は人助けやってます、みたいに。人助けの気持ちももちろんあるんだろうけど、無料でやっているわけではないですからね。

・支援者の粗探しから子どもを守ろう。しょせん言語化された見方では発達はとらえきれない。
・発達はノンバーバルな世界なので、親の持っているノンバーバルな見方こそが子どもの成長に役立つ。

圧倒的な情報量を持っているのは支援者ではなく親

浅見　最近、「親バカが最高の子育て」という神田橋條治先生（精神科医）の言葉をつくづく思い出すのです。

「どう客観的に×印（障害とかそのほか評価とか）がついても親にとってはかわいい子」という親御さんはいますよね。

長年発達の世界を見ていると、帰納的にわかってくるんです。そういうおうちではお子さんは生き生きとよく育っている、と。

大久保　「親バカ」に説明を加えるとしたら、「根拠のない自信」だと思います。「今、言葉はしゃべらなくても、こちらの言葉は理解している」「この調子で発達の遅れをていねいに育て直していけば、就学の頃には勉強できる子に育っている」「この子は〝生涯、支援の子〟と言われたけれども、きっと自立できると思う」

そのような発言をする親御さんは少なくなく、実際、親御さんの言う通りに育つ子も少なくありません。専門家に見えなかったものが見えていたわけです。

浅見　そうなんです。親のカンって割と正しい。それを専門家は根拠がないと切り捨てるけれども。

大久保　「根拠のない自信」と言うと、当てずっぽうや直感などと言われそうですが、そうではありません。親御さんは確かに何かを感じ、捉えているのだと思います。ただ言語化できないだけ。

浅見　ああ、そうですね。

大久保　つまり、根拠のないというのは、言語化できない情報を得ているという意味です。

学校から帰ってきた靴の脱ぎ方で、今日の学校での出来事がわかる。

眠る前の「おやすみ」の一言で、ぐっすり眠れるかどうかがわかる。

そういったことは、共に過ごしている家族ならわかるものです。

ただ根拠と言えるようなものはない。

浅見　でもそれが、生き物としての人間のごく普通の情報処理ですよね。いちいちデータを見て根拠を考えて生活しているわけではない。感じて、それで動いて試行錯誤する。それが日々の営みです。

そしてそういう「感じ」に基づく試行錯誤は知識による試行錯誤よりずっと歩留まりがいいでしょ、実は。正しい道にたどり着くのが速い。それをなぜ障害のある子の子育てで使わないのかな。なぜ親心を使わせまいと医療や福祉や教育の人たちは画策するのかな。

大久保　浅見さんのおっしゃるとおり、ヒトという動物は、感覚系をフル活用し、常に情報を受け取り、処理して生きています。

「なんか、雰囲気が違うな」そんな感覚的な何かを掴むとき、言葉を介さないで捉えているのでしょう。

親御さんの長所とはこの感覚的な情報の多さ、豊かさだと言えます。

それこそ、胎児期から共に生き、互いの鼓動を感じながら生活しているのですから、圧倒的な情報量を持っているのです。

ゆえに、他人がわからない未来を見ることができる。過去から現在、そして未来への流れの中で。そこは自信を持っていただきたい。

浅見　本当に。胎児のときからつきあっているのだから、その子に関するノンバーバルなものも含めた情報量は支援者より多いに決まっていますね。

大久保　「この子はわかっていないね、お母さん」と言われても、心の中では「いや、ちゃんと理解しているはずだ」と親御さんは導き出している。親御さんの中には言語化できない状態を、「ただの親の直感だ」「私は素人だし」と言語化し収めようとしている人もいますが、もともと言語化されるものなんて微々たるものなのです。

生活の中心、受精から続く人生の流れは、家庭の中にあり、それを捉えているのは親御さんです。

そこを断ち切り、学校は学校のアセスメント、施設は施設のアセスメントとやって、それぞれで支援を組み立てていくから、その場対応のパターン学習に堕していくのだと思います。

本来、アセスメントの主役は、親御さんだと思います。

どう考えても、圧倒的な情報を持っているのは親御さんなのですから、それを無視するのも、活かさないのも間違いです。

支援者としての私ができるのは、親御さんの「親バカ」をより強い親バカにしていくことだと思います。

つまり、根拠のない自信の〝根拠〟の部分を言語化することです。感覚と言葉を結びつけることで、理解が深まり、また次の行動、より良いアイディア、選択へと向かうことができます。

専門家・支援者と親御さんとでは、圧倒的な情報量の差がありますので、日々の生活の中で感じる「おやっ」「あれっ」「もやっ」を大切にしていただきたいと思います。

きっとそこには、共に生きてきた家族だからこそ、感じ、捉えられている感覚的な情報、非言語的な情報があるはずです。

そしてそこが発達援助の入り口になることが多いのですから。

浅見　子どもの持って生まれた一番最初の財産は、自分の身体。その次が親心です。その子どもの身体を育てる発想がなく、親心をむしろ抑えつけようとする支援者がいるとしたら、その人が目指すのは発達でもなければお子さんのよりよい未来でもないと思います。逆に子どもの身体と親心を重んじてくれる支援なら受けても意味があるかもしれませんけど。

それでも圧倒的な情報量を持っているのは支援者ではなく親御さんだということに変わりはありません。

- **親は圧倒的な情報を持っている。ただそれが常に言語化されていないだけ。**
- **そしてその「言葉以前」の情報こそがお子さんの状態を見極めるのに役に立つ。**
- **人間は複雑なのだから、試行錯誤が当たり前。**

第三章

親心活用アセスメントこそ効果的

子育ての世界へ戻ろう

浅見　さて大久保さん、どうやら、いわゆる専門家によるアセスメントより、家庭で親御さんがするアセスメントの方がお子さんの明るい未来に結びつきそうなことがわかりましたね。

大久保　そうです。それに気づく親御さんも増えています。十年前、二十年前の親御さんより、今の親御さん達の方がずっとたくましくて主体性があると感じます。

浅見　それは私も感じます。

そしておそらく、コロナ禍を経験する中で多くの人が医療界のありかたに対し疑問を感じ、今後発達の世界における医療離れは進むと思います。そしてそれがお子さんたちにとってはいいことだと考えています。

発達に関し、医療ができることはとても限られています。なのに多くの親御さんは医療の決めつけ（＝診断）に翻弄されている。診断がお子さんの運命を左右しすぎです。

大久保　発達障害を障害とか、特別支援とかの括りから出したいですね。子育ての世界に戻したい。

それぞれの家族が想い想いの子育ての中で、よりよく子が育っていくのが理想ですし、自然な姿だと思います。

とくに〇歳から三歳くらいまでは、親御さんと濃密な一対一の時間が必要です。強すぎる刺激も、発達に繋がるどころか脳、神経へのダメージにつながります。

今でも妊娠中の母親学級などでは、「誕生後、一年間は静かな環境を作ってください」と指導されますので、それくらい赤ちゃんの脳や神経は影響を受けやすいというのが一般的な了解事項のはずです。

それなのに、一度、発達の遅れのラインに乗ると、「早期療育」が最優先となり、母子の濃厚な時間も、乳幼児の脳を守る静かな環境も、どこかに行ってしまう。

はっきり言って、定型発達の一番後ろのほうを歩いている子を、個性の範囲での発達の遅れの子を、一時的な発達の遅れが出ている子を、障害児にしているのは早期診断、早期療育を進める人間だということが少なくないのです。

療育機関に通う回数を減らし、親子でゆっくり過ごすようになったら、発達の遅れを取り戻し、一般的な幼稚園、保育園に通えるようになった、なんていうことはよくあることです。

浅見　なぜ療育にはそれほど成果がないんでしょうね？

大久保　療育というのは、受けている子ども達の目からみれば、顔の半分がマスクに覆われているようなものなのでしょう。

濃密な一対一の関係性での育ちが得られるわけではなく、原始的な、動物としての発達刺激が得られるわけでもない。

子どもの全体を育んでいるのではなく、「ここを見なさい」と部分を見せられ、切り取った刺激を渡され続ける。

浅見　たしかに。

大久保　療育や支援を利用するにしても、原始的な育ちの時間は保障してあげなければなりません。

海、泥、砂、植物、虫、太陽。

これらは七百万年、ヒトにとって重要な発達刺激でした。

こうした刺激を受けて、発達は促されてきた。なのに早期診断され、療育という名のもとに囲い込まれ、そういう刺激からむしろ遠ざけられてしまっているのが現状です。

・これまでの早期診断・早期介入は結果を出せていないことは知っておこう。
・子育ての領域を離れ、療育の領域に入ってしまうと、発達刺激からむしろ遠ざけられる。
・子育てを療育機関に頼るのではなく家庭に取り戻そう。

その子のペースで遊ぶことの大切さ

大久保　夏が始まる前にお会いしたご家族から、夏休みのあと、「この夏を思いっきり親子で楽しみました！」というご報告をいただいたことがあります。

海も、山も、川も、公園も、キャンプも、とにかく外で遊び切ったそうです。

そうすると、二学期が始まり、「あれだけ集中できなかった授業に落ち着いて臨めるようになった」「あれだけ何度教えても難しかった算数が、テストで百点をとれるようになってきた」という変化が見られるようになったそうです。

浅見　福澤諭吉は「先ず獣身を成して後に人心を養え」と説いています。まずは身体づくり。お勉強等はその後。読者の皆様を見ていても、長期休みを利用して遊びを通した身体づくりを実行されているおうちでは学校が始まるとお子さんたちはあっさりと登校されますね。なんとかデイサービスに送ってもそのような成果は出なかったでしょうね。何かのプログラムに乗っかっても出ない成果が出せるのが家庭ですものね。

大久保　そうなんです。そもそも、小学校一年生、二年生で、「授業が理解できない」「テストの点数が取れない」というのは、ほとんどの場合、学力の問題ではありません。

小学校三年生になると概念の問題が出てくるので、また別の話になってしまうのですが、基本的に低学年の授業が分からない原因は、勉強のやり方とか、勉強時間の足りなさとか、教え方の善し悪しとかではなく、学ぶだけの準備が整っていないことです。

つまり、小学校低学年の学力＝六歳の子の発達課題をクリアしているかどうか、身体の問題です。

どうして夏休みのあと、運動、身体、学力の面で伸びたのか、変化があったのかといえば、一時的な刺激が日常生活に影響を及ぼしたからだと思います。

浅見　一時的な刺激が日常生活に影響を及ぼしたとはどういうことですか？

大久保　たとえば海に行けば、砂浜を歩くときに、普段以上に足の指を意識して使いますよね。

足の親指の発達にヌケがあった子にとっては、普段の生活では感じられない刺激がふんだんに入ってくるわけです。

そして自然と、一時的であったとしても、足の親指が使えるようになる。

その効果は、海から上がった瞬間、帰りの車に乗った瞬間に消えるわけではありません。子どもの身体には、その余韻、雰囲気、感覚が残るものです。すると、帰ったあとも、家の中でいつもと違った感じで足の指が使えている。また感覚が残っているから、子どもも本能的にそこを刺激しようと、足の指を使った遊びを家の中でもし始める。

その結果、海で遊んだことをきっかけに、家での動きが変わり、日常生活の中で継続されるので、「そうか、これは必要なネットワークだ」と、新たな神経ネットワークが構築される、というイメージです。

浅見　なるほど。

大久保　こうしたエピソードでもわかるとおり、神経発達症の子ども達は、神経が少ない子でも、神経が伸びない子でもありません。

繋がるべきネットワークが構築できていない子だと言えます。

「発達の〝ヌケ〟」という言葉は、見事にそれを表現していると思います。

ヌケは〝無い〟ではなく、繋がるべき部分が抜けている、というイメージです。

・子どもは自分に合った遊びで発達のヌケを埋めていく。それが学力にもつながる。
・学力を伸ばすためにも、自由に遊ぶ時間を確保するのは大事。

「発達のヌケ」を見抜けるのは誰か？

浅見　その「発達のヌケ」にまず気づくのは誰なんでしょうか？

大久保　それは親御さんです。何故なら、その子の発達の歴史、流れを知っている人だからです。「発達のヌケ」という言葉を聞いて、すぐにピンとくる親御さんは多いです。

浅見　親御さんは我が子をずーっと見ているんですものね。だから、そういえばこの子は自分やきょうだい、親戚の子、近所の子、などに比べるとこの発達段階を抜かしていたとか、一番最初に気づくのは親御さんですよね。

大久保　そうです。一方で、医師や支援者からは同じような反応がありません。それは当然です。彼らが診察室や施設で見ているのは、子ども達の表面であり、歴史・生活の断片だからです。

なので、医師や支援者はできていない状態を取り出して観察し、「特性」や「障害」という言葉を使うのだと思います。

ヌケがわかるためには、〝流れ〟がわかっていなければなりませんね。

浅見　そうですね。

大久保　面白いことに、私が親御さんに説明するとき、「足りない」という言葉よりも、「ヌケ」という言葉を使ったほうが納得してくれますし、「そういえば、○○も抜けていたかも」と次々思い出してくれます。「足りない」と聞くと、他の子と比べてどうかなどわかりづらいと思うのですが、「ヌケ」なら我が子のことを一番そばで見てきた親御さんですから、「ハイハイやつかまり立ちは結構長くやっていたけど、それに比べてズリバイはあまりやっていなかった。ここが抜けているのかも」と気づきやすいのだと思います。

浅見　なるほど。「流れ」をみられるのはなんといってもご家族ですものね。

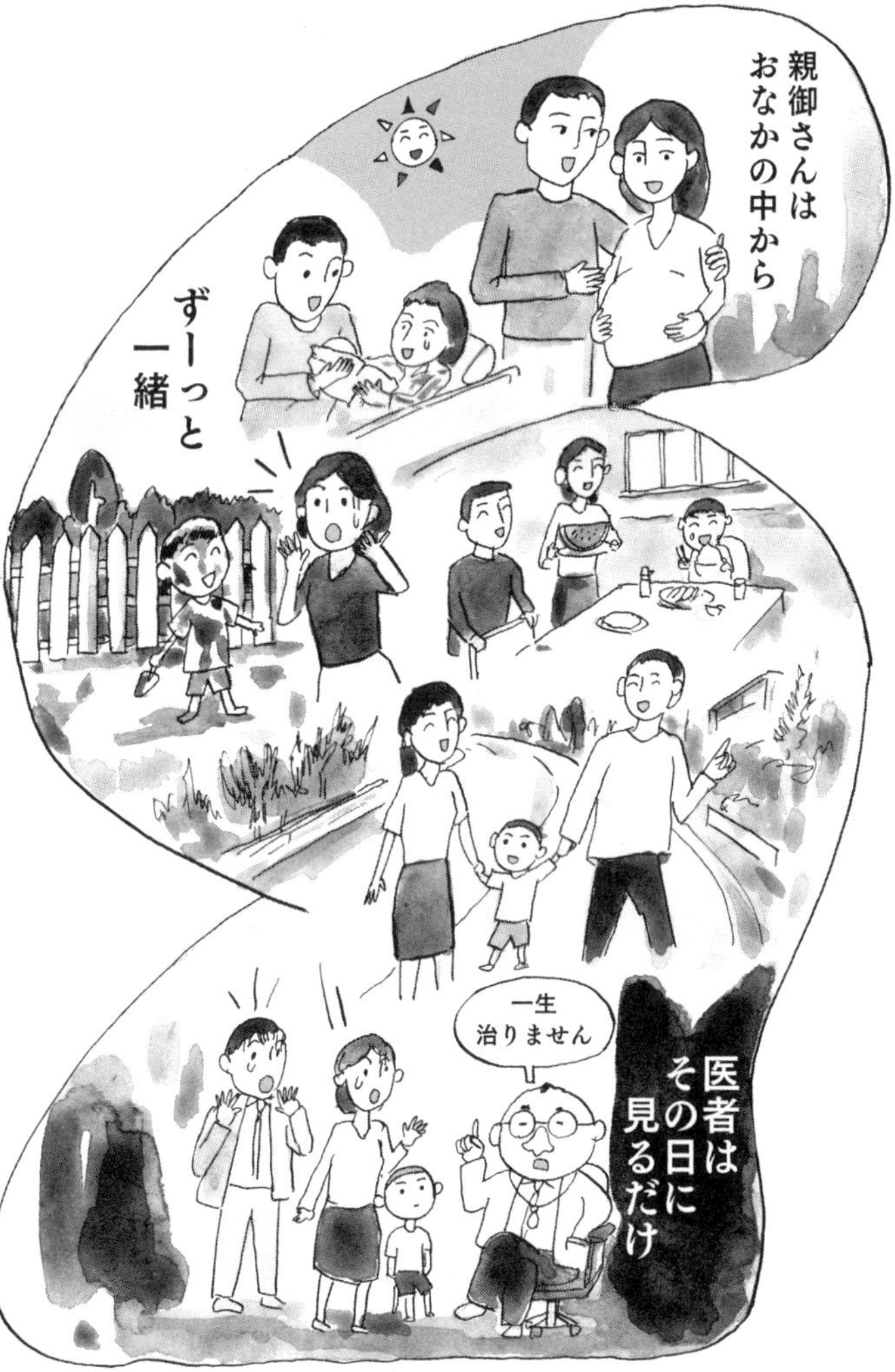
親御さんは
おなかの中から
ずーっと
一緒
一生
治りません
医者は
その日に
見るだけ

発達のヌケを一番見抜けるのは、その子の育ちの流れをずっとみてきた親。

いわゆる代替療法に手を出してはいけないのか

浅見　今までみてきたように、親子遊びはたしかに大切なのですが、様々な理由で遠出できないおうちもあります。遠出できない時期もあります。

前述の『支援者なくとも、自閉っ子は育つ』の中で著者のこよりさんのおうちも、ご高齢のご家族の介護生活が長かったので、遠出はできない時期が長かったようです。でも、近所の田んぼでお子さんと散歩したり、川に葉っぱを流したり、そういう遊びでお子さんは発達していったんですよ。

一方で同じような環境で、頑張って遠くの療育に通った人もいます。ただ、療育に通った子がよくなっているとは限らないんですよね。

こよりさんは、医者に紋切り型のフレーズ「とりあえず様子をみましょう」と言われたら様子をみるべきところはどこか、具体的に指摘してくださっています。それは

・睡眠
・食事
・排泄

の三点です。まさに大久保さんのおっしゃる快食快眠快便の実現です。

医者は「様子をみましょう」とは言っても、具体的にどこをみるか教えてくれないし、この三点の整え方も教えてくれるわけではありません。でも花風社は、この三点を整える方法を集めて伝えてきました。だから花風社の読者の人たちは、発達が「ドカン」と促されることになりました。

この三点の大事さに気づき、それを整えるために色々なことをやって、時には代替療法と呼ばれるものに手を出すおうちもあります。親が選ぶのですから、お子さんにとって危険なものを選ぶ可能性はとても低い。一日二十四時間、モニタリングできる立場で選んでいます。

ところがこれに医療従事者がケチをつけてくることがある。エビデンスがない、と。

親が我が子のことを思い、少しでもラクにしたいと採る方法さえ冷笑する人が医者・支援者という集団には意外と多いんですよね。自分たちは治さない。コロナ禍で発熱患者を拒否したように、発達に関して医療は、トリアージするだけで仕事が済むことになっている。つまり「治せない」と言い張ること自体が彼らの利権になっているから未来永劫治す気もない。それどころか、必死に治そうとする親をバカにする。そのときの捨て台詞が「エビデンス」

です。「エビデンスがないことはやるな」という。

医者や支援者がこれを言い出したら「あ、参入障壁だな」と思えばいい。発達障害を素人の手の届く範囲に置かないための参入障壁として彼らはエビデンスという言葉を振り回しますからね。

でもいざとなったらエビデンスなど医療もかなぐり捨てるのも、コロナ禍がよく教えてくれましたよね。子どもや妊婦さんへのマスク強制が害のないものなのかエビデンスはないのに、医療はこれを強制または推奨する。八時以降店締めろとか、酒出すなとか、県境またぐなとか、なんのエビデンスもなく次々命令するけど全然効果が出なかった。なのにいったん決めたことに固執する。謝罪も撤回もしない。そしてワクチンを一般人を押しのけて打ちたがる。おまけにワクチンを優先的に打っても医療体制は変えない。世界で初めてヒトに適用されたmRNAワクチンに比べて、金魚体操の方がずっと危険がなさそうなのにここでは実績と安全性を重視しない。そして発熱患者を見捨てておいて注射には励む。注射は医療の売り上げになっても、家で金魚体操されると医者のフトコロに金が入りませんから。

コロナで医療が次々打ち出しては失敗してきた予防策に比べると花風社の読者の皆様が「快食快眠快便」のためにやってきた取り組みの方がはるかに歩留まりがいいですよ。

そして大久保さんも快食快眠快便の大事さに、早くから気づいていらっしゃった。それは施設職員として二十四時間三百六十五日障害のある方のお世話をしてきたから。そして同じように安定をもたらせるのは親御さんしかいない、と気づいて家庭教師のかたちで事業を始

全然当たらない凡医ズに比べ…

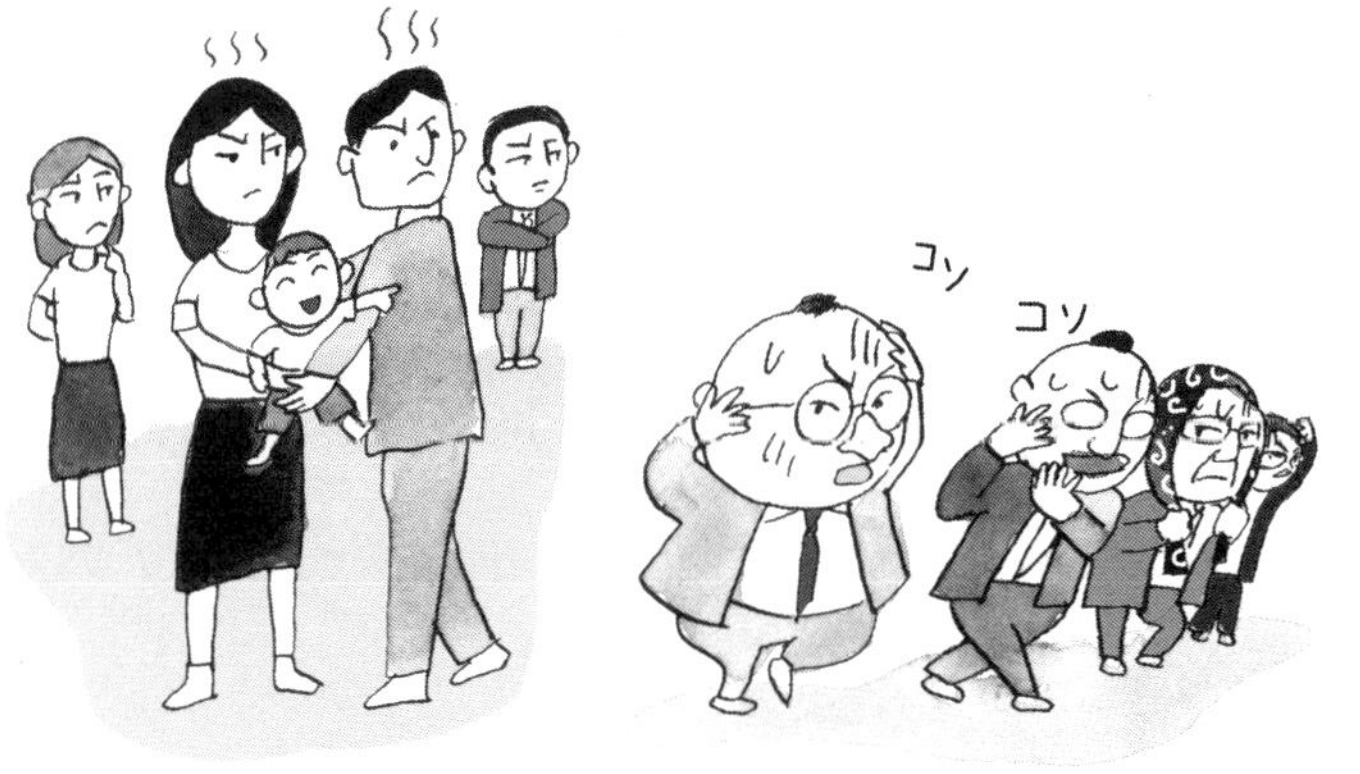

快進撃を続ける花風社クラスタの皆さん

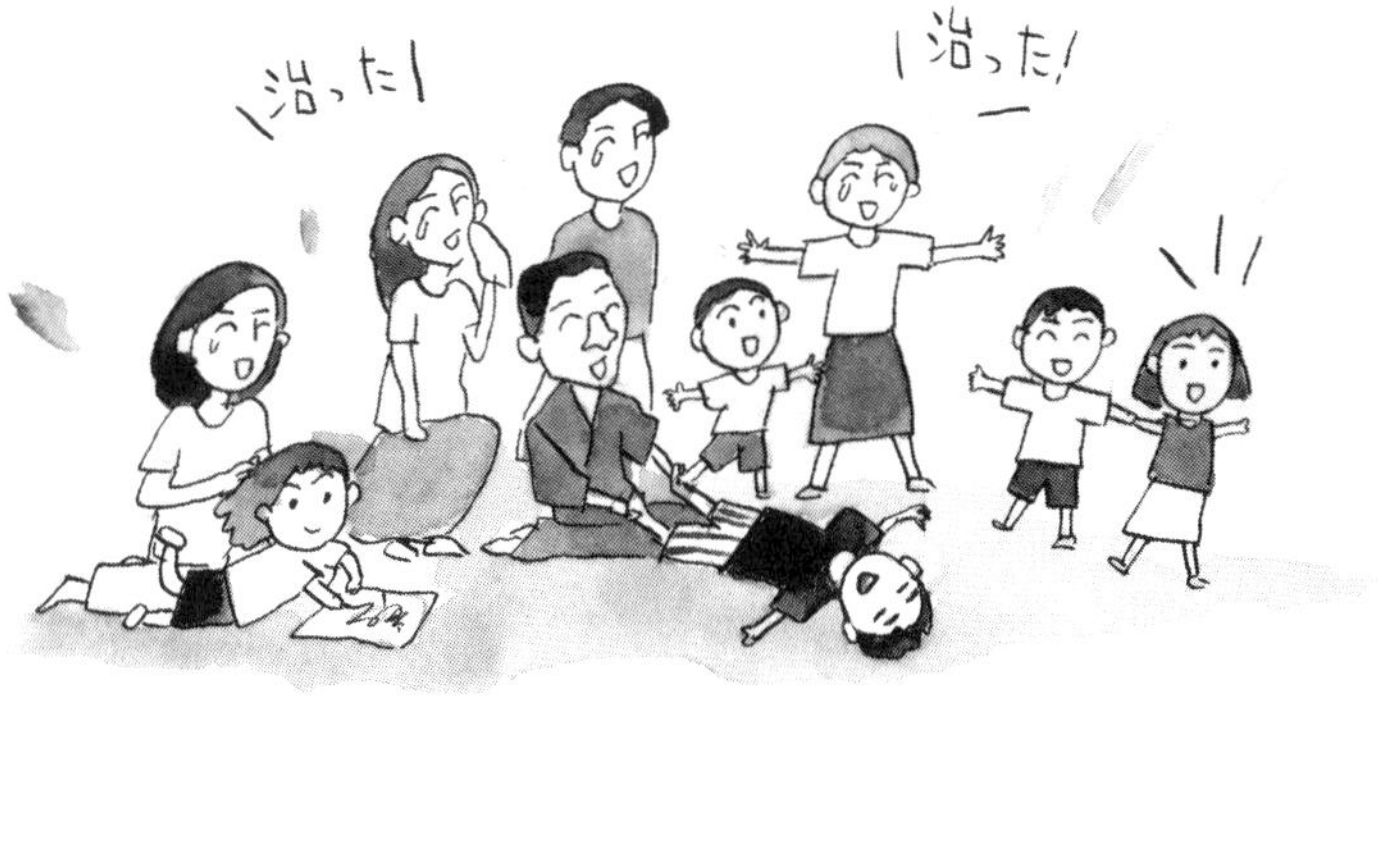

められた。

では、家庭でのアセスメントのメリットとはつまり何でしょう?

家庭でのアセスメントはどこを見ればいいのでしょう?

【家庭でのアセスメントの利点】

家庭でのアセスメントの利点その1　発達段階が正確にわかる

大久保　整理しましょう。

なぜ家庭でのアセスメントに優位性があるのか?

どこにその利点があるのか?

一番のポイントは、子どもさんの「自然な姿」が見られることです。

多くの親御さんが口を揃えてこう言います。

「診察室で三十分くらい見ただけで、どうして我が子が自閉症だといえるの⁉」

「発達検査(知能検査)をやったけれども、あれはいつものうちの子じゃない。力を出しきれていないのに、あのときだけで判断されてしまう」

ここで注目すべき点は、診察の仕方、検査の仕方ではありません。こういった親御さんの発言の背景には、診察室と家で見せる我が子の違いを感じ、本当はもっと理解できている、能力があることに気がついている、という事実があります。そして、実際にそういった姿、そういった面が子どもさんにある、確かに存在する、ということです。

家庭でのアセスメントでは、子ども達の能力、可能性を幅広く見ることができます。

浅見　社会で生きていく上で使える力の範囲は、検査でとらえられる範囲より広いですからね。

大久保　そうです。そして家でのアセスメントでは「なぜ、〇〇ができないのか」「なぜこういった症状が出ているのか」を多面的に確認することができます。

浅見　生活のあらゆる場面を知っているんですからね。

大久保　そうです。また家庭の中ですと、ふとした瞬間に、本来の発達状態が現れることがあります。

浅見　本来の発達状態、とは？

大久保　発達課題のゴールとは、「無意識でできる」状態だと言えます。

浅見　ああなるほど。でもなんとかセンター等の支援の場では、「意識している状態」でできるできないを判断しますね。

大久保　そうです。たとえば『自閉っ子、こういう風にできてます！』（二〇〇四年　花風社）の中には、藤家寛子さんが意識して姿勢を保っていたというお話が書いてありましたが、意識してできるのは、本当のできた状態、発達の完成とはいえません。

親御さんの評価では、「〇〇はできます」と言っても、意識してやっとできている場合があります。

課題を提示する発達検査では、子どもさんも意識しますのでできることが増えることもあります。けれども、生活の中で他のことに気をとられているとき、本来の姿が見られることがあります。

「親御さんは利き手がはっきりしていると言っていたけれども、今、両手でコップを持ったな」とか、気づくことがあります。

つまり、まだ利き手ははっきりしていません。

無意識で過ごすことが多い家庭の中では、意識してできているのか、無意識できているのか、がわかるという利点があります。

- **家庭でのアセスメントでは、その子の素の姿・力を見ることが可能。**
- **「意識してできる」はまだ本当の「できる」ではない。**

家庭でのアセスメントの利点その2　親の観察眼を養える

大久保　次の利点は、親御さんの「子どもを見る目」を養えることです。神経発達が盛んな時期の子ども達には、日々、変化が見られます。その変化に気がつくことが、タイムリーな発達援助、子育てへとつながります。どこかの事業所で受けた検査は、手元に結果が届く頃には、過去の姿になっていて使えません。

年に一回行う検査結果を元に家での取り組みをしようとするから、子どもとのズレが生じ、うまく治っていかないパターンが多いのです。

浅見　ああ、そうですね。就学相談のところでも出た話ですが、伸びの速いお子さんにとって、なんとかセンターでの検査はすでに過去ですね。

大久保　はい、それに家庭の中でアセスメントをすることで、アセスメントの主体が親である「私なんだ」という点に気づいてもらいやすいと言えます。

実際に私がご家庭に入り、「今の遊び方にこういった発達の状態が出ていますね」とか具体的にお話ししていくことで、我が子の行動にこう注目すればいいんだ、ということが体得しやすくなります。

構造化されていない環境だからこそ、自然で本来の姿が現れますし、その自然な姿は、いつも親御さんが見ている姿ですので、私も説明もしやすいですし、親御さんもわかりやすい。何よりも、アセスメントは日々の継続が重要ですので、家庭の中で親御さんができるように導くことが大切だと考えています。

浅見　親御さんがアセスメントできるようになったら、毎日毎日できるんですものね。

家庭でのアセスメントでは、親御さんが主体。だから見る目を養えるし、今現在の姿をみられる。

家庭でのアセスメントの利点その3　本人のニーズがわかる

大久保　そして、個人的にはもっとも価値があると考える利点は、「本人が何を育てたがっているかがわかる」ということです。私の発達相談の中核であるとも言えます。

私は神田橋先生、栗本さんや愛甲さんのように、身体や姿を見て、何かがパッとわかるわけではありません。

ですから、子どもさん本人に尋ねます。

もちろん、実際に言葉で尋ねるのではなく、子どもさんが生活している姿から答えを読み取るのです。

発達相談の間、二時間とか、三時間とか、同じ空間にいますと、その時々で違う活動をしていても、同じような動きをしている、同じような刺激を求めている、という姿が見えてきます。

それこそ、「名もなき遊び」をしている姿から、今、このお子さんが何を育てたがっているのかがわかります。

発達援助から言えば、より根っこにあるほうの発達課題、ヌケがあり、そこから育てていくのが定石になるのですが、そことは違う発達課題を熱心に育てようとしている場合が多々あります。

「本当は呼吸のヌケから育てた方が良いんだけれども、今、一生懸命、腕を育てようとしているな」という感じです。

先週お会いしたお子さんは、窓のブラインドの紐を引っ張る、天井に近い方の戸棚を開け閉めする、というのを続けていました。たぶん、腕を育てたがっているのだと思います。

また他にも、自分でクッションや枕を床に並べて、そこの上を何度も往復している子もいました。

その子の足を確認しますと、足の指が育っていませんでしたので、子どもさん自ら育てようとしているのだと感じました。

このようなことは、発達相談をしている中で多く見られます。


近頃の親御さんは、とてもよく勉強されていて、花風社さんの講演会や栗本さんのコンディショニング講座、もちろん、書籍等で多くの知識を得ています。

一方で、あまりにも熱心になり過ぎて、あれもこれもと思い過ぎて、教科書通り、教わった通りに忠実に実行しようとするご家庭が少なくないように感じます。

浅見 皆さん真面目なんですよね。

大久保 そうなんです。真面目なんです。でも今、子どもさん自身が育てたがっている発達課題と、親御さんが育てようとしている発達課題のすれ違いも多いんです。

たしかに発達の土台から育てた方が良いのですが、発達の主体である子どもさんにも、今、育てたいところ、育てようとしているところがあります。私は、一番にそこを感じてもらいたいと思っています。

一見すると、発達とは関係ないような遊び、行動であっても、それが「名もなき遊び」であり、その子が今、欲している発達刺激だということもあるんです。

そういった子ども主体の育ちがみられたとき、それを親御さんにお教えし、どういった発達のヌケがあり、どこを育てようとしているのか、を説明するようにしています。

多くの親御さんは、「そんな見方、視点、知らなかった、わからなかった」と言います。

そして、「そういえば、こういった行動、遊びもよくやっているかも」と、色々な情報を教えてくれるようになります。

家庭だからこそ、安心して退行（子ども返り）することができる。

その退行が「名もなき遊び」であり、今、そのお子さんがご自身で育てようとしているところだと思います。

家庭でのアセスメントでは、お子さん自身が自分の何を育てたがっているかわかる。

家庭でのアセスメント　利点まとめ

大久保　家庭でのアセスメントの重要性は、

①自然な姿が見られる

②だからこそ、日々の生活の中で続けることができる

③本人が自ら何を育てたがっているかがみられるし、親御さんにも理解できるという三点が挙げられます。

支援組織でアセスメントをした瞬間、それは子どもさんの過去の姿になります。だから親御さんのアセスメント力が重要で、そこを養っていくことが治る近道だと思います。

浅見　たしかにそうですね。

大久保　結局、自分に必要な発達、刺激はお子さん自身がわかっていると私は考えていますので、そこを確認し、後押しすることが治るための発達援助、子育てだと思っています。

あくまで治す主体は本人であり、本人が望む刺激に幅やバリエーションをつけていくという意味で、発達の〝後押し〟という表現を用いています。

浅見　発達の後押し。いい言葉ですね。

発達の後押しのために一番役に立つのは、家でのアセスメント。

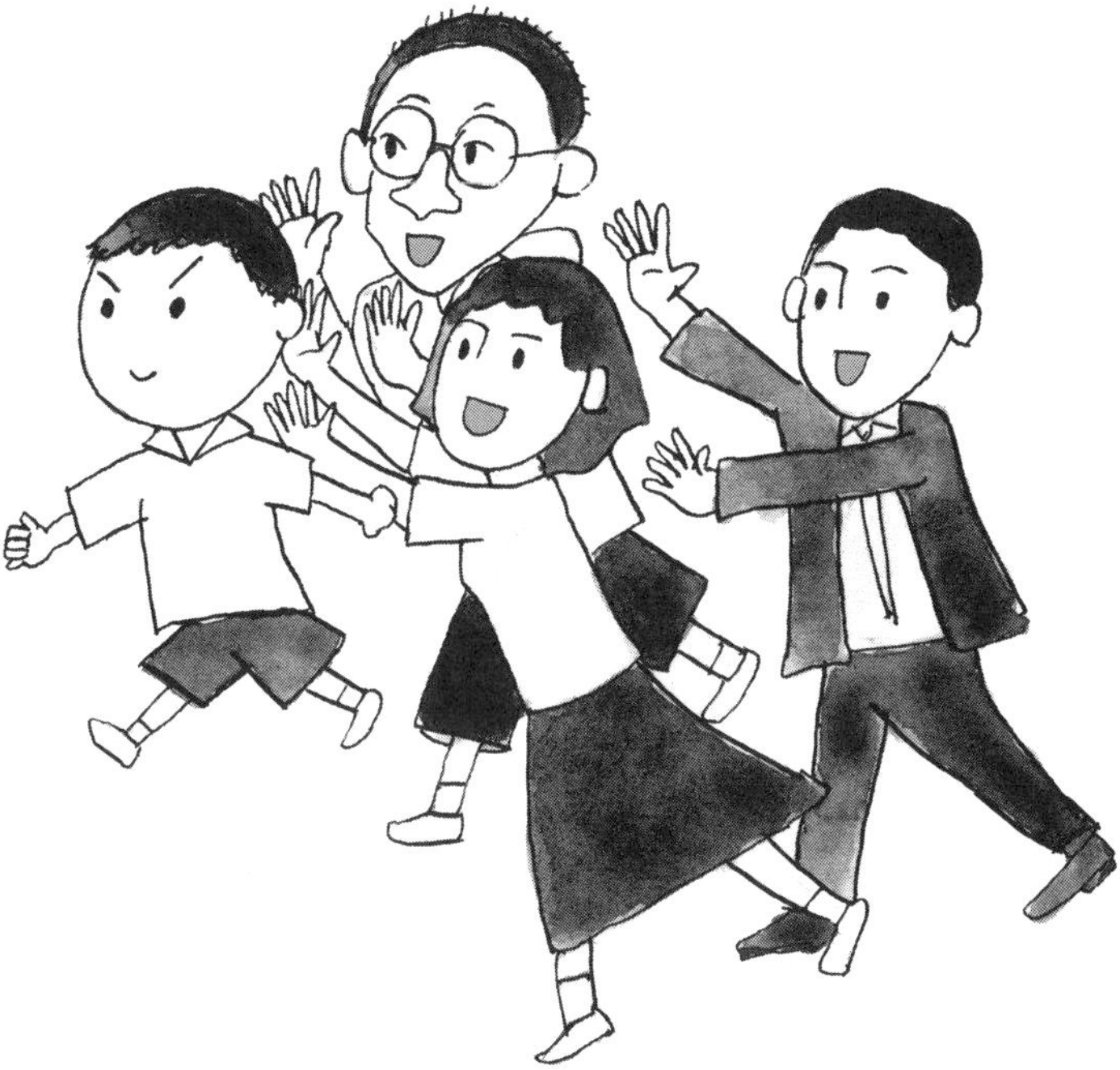

治すのは、子どもの力。
大人はそれを、後押しする。

〈ヌケを自分で育て直す〉

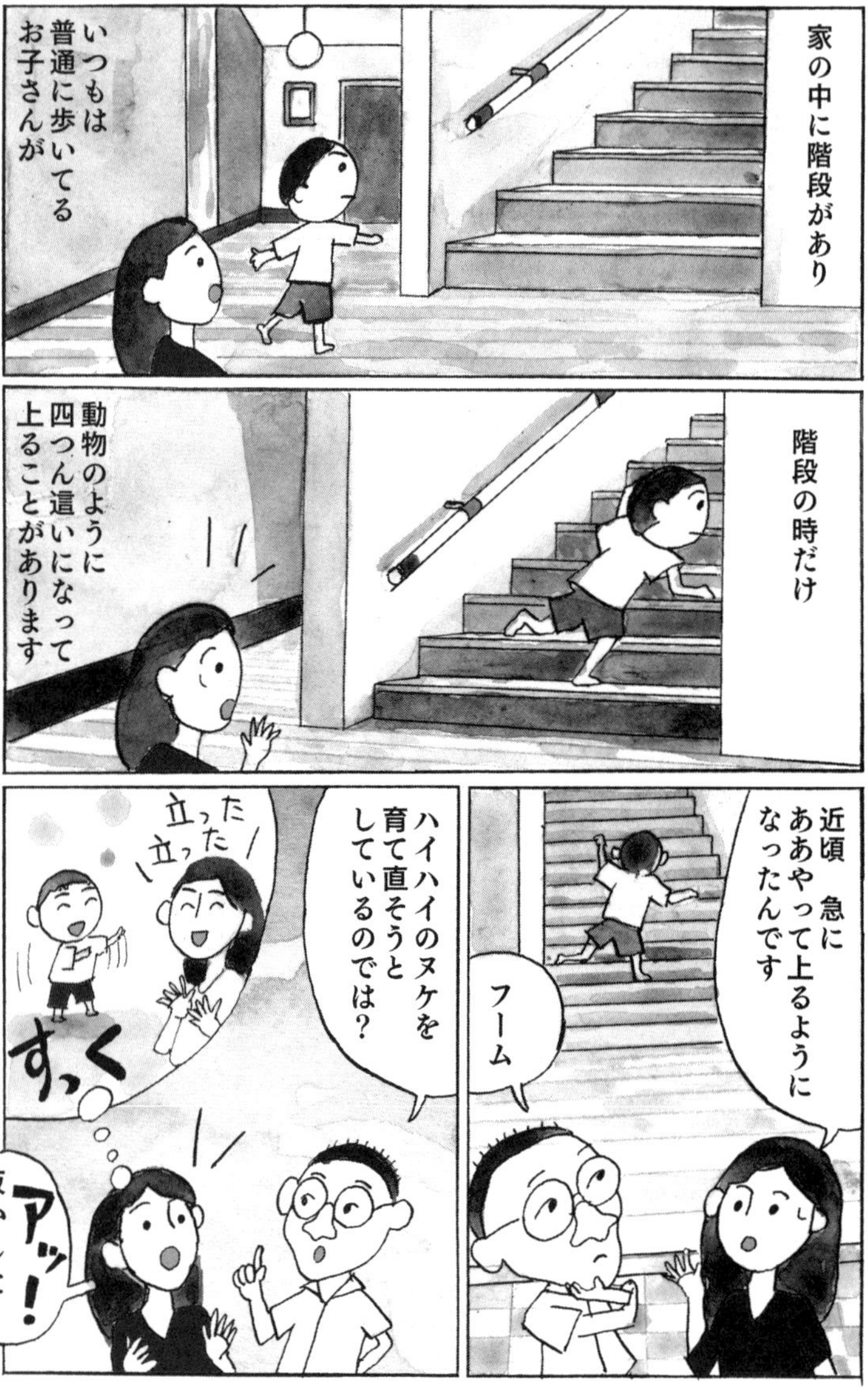

家の中に階段があり
いつもは普通に歩いてるお子さんが
階段の時だけ
動物のように四つん這いになって上ることがあります
近頃 急にああやって上るようになったんです
フーム
ハイハイのヌケを育て直そうとしているのでは？
立った 立った
すっく
アッ！ 抜かした！

〈首を自分で育てる〉

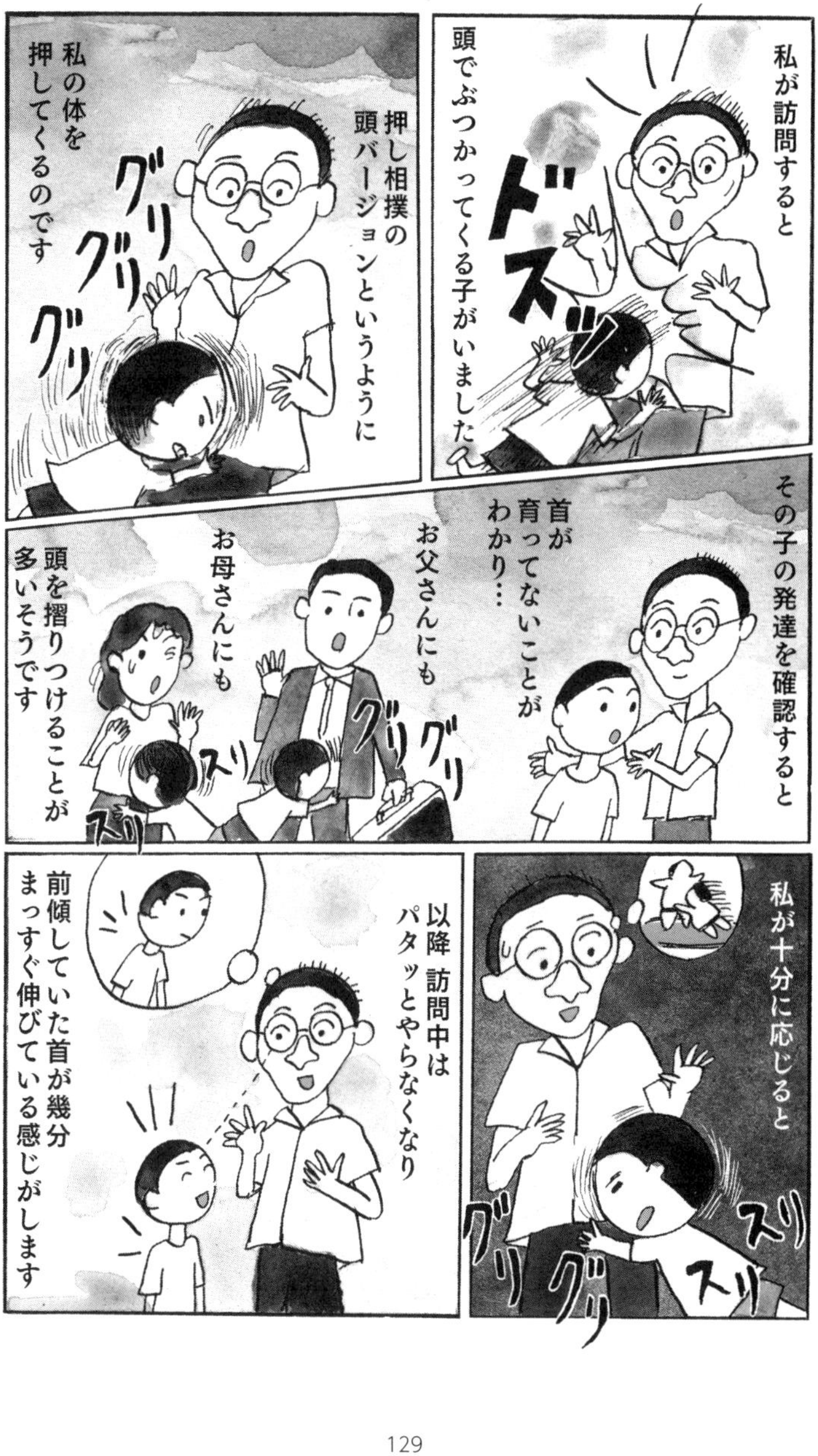
私が訪問すると
頭でぶつかってくる子がいました
ドスッ
押し相撲の頭バージョンというように
私の体を押してくるのです
グリグリグリ
その子の発達を確認すると
首が育ってないことがわかり…
お父さんにも
お母さんにも
頭を摺りつけることが多いそうです
グリグリ
スリ
スリ
私が十分に応じると
スリ
スリ
グリ
グリ
以降 訪問中はパタッとやらなくなり
前傾していた首が幾分まっすぐ伸びている感じがします

〈耳を自分で育てる〉

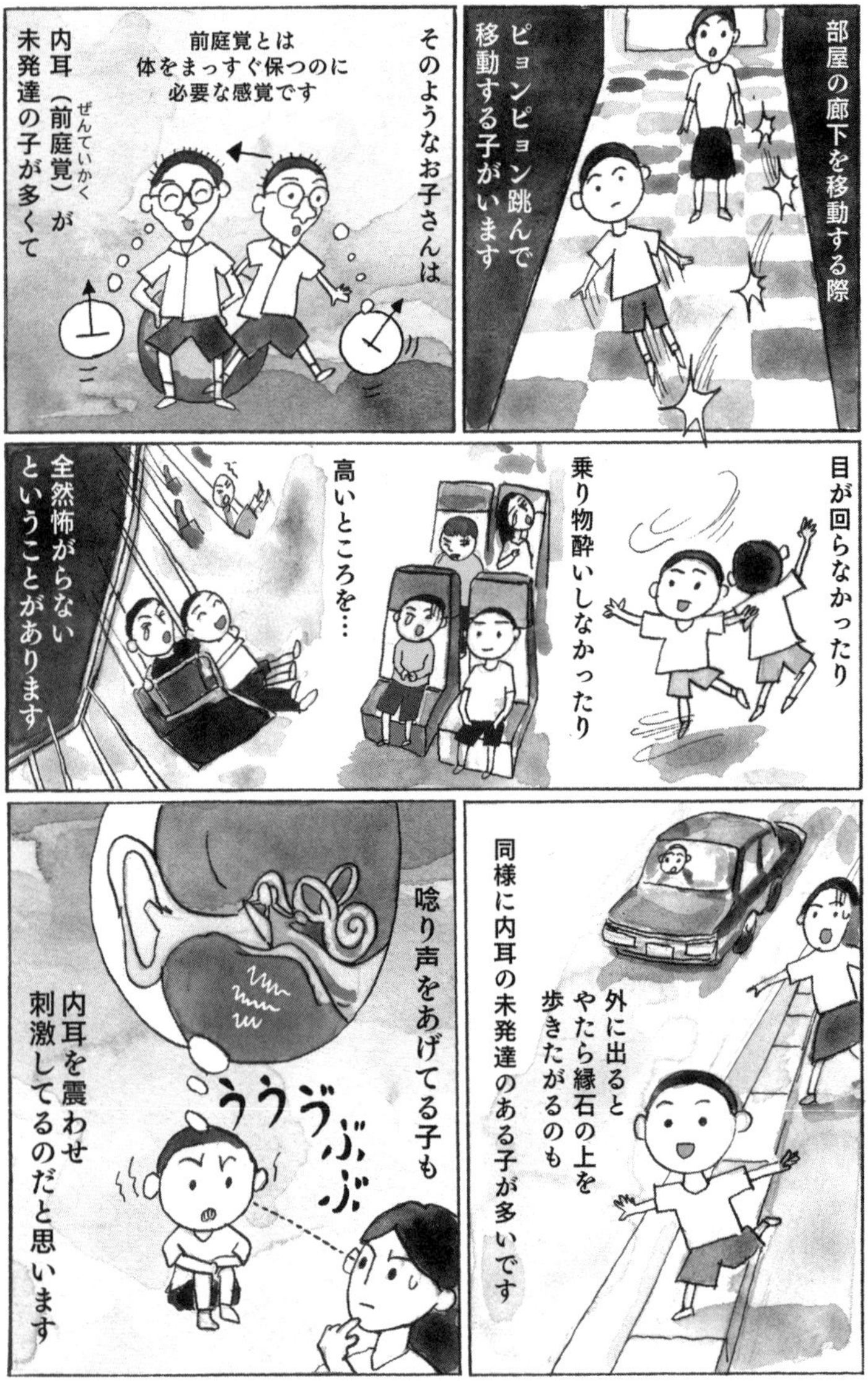
部屋の廊下を移動する際
ピョンピョン跳んで移動する子がいます
そのようなお子さんは
前庭覚とは
体をまっすぐ保つのに
必要な感覚です
内耳（前庭覚《ぜんていかく》）が
未発達の子が多くて
目が回らなかったり
乗り物酔いしなかったり
高いところを…
全然怖がらない
ということがあります
外に出ると
やたら縁石の上を
歩きたがるのも
同様に内耳の未発達のある子が多いです
唸り声をあげてる子も
ううゔぶぶ
内耳を震わせ
刺激してるのだと思います

〈胎児期のやり直しをしている〉①

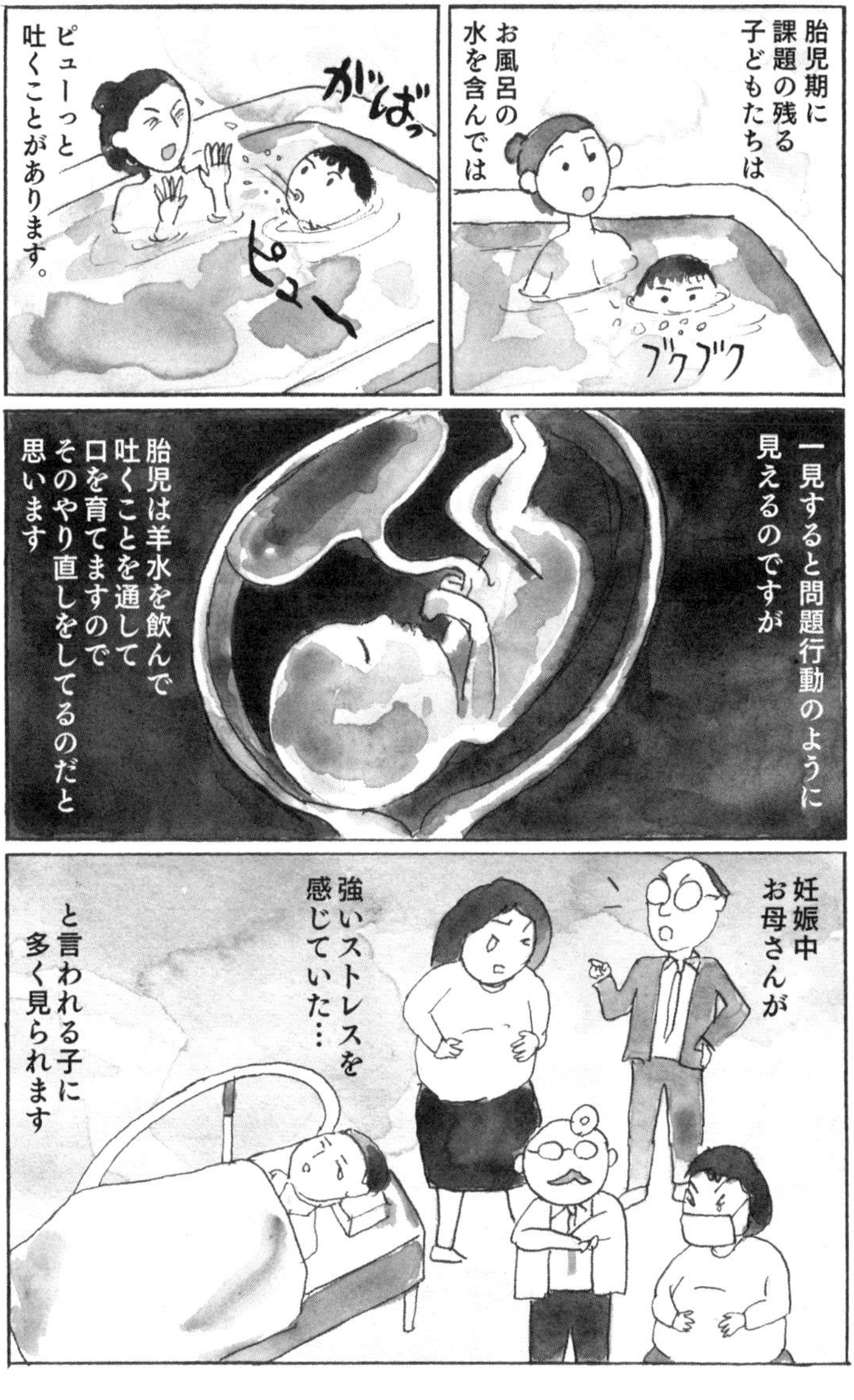

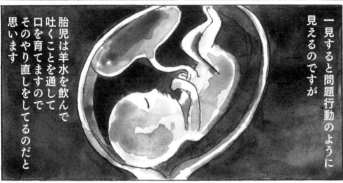

胎児期に
課題の残る
子どもたちは
お風呂の
水を含んでは
ブクブク
ガバッ
ピューっと
吐くことがあります。
一見すると問題行動のように
見えるのですが
胎児は羊水を飲んで
吐くことを通して
口を育てますので
そのやり直しをしてるのだと
思います
妊娠中
お母さんが
強いストレスを
感じていた…
と言われる子に
多く見られます

〈胎児期のやり直しをしている〉②

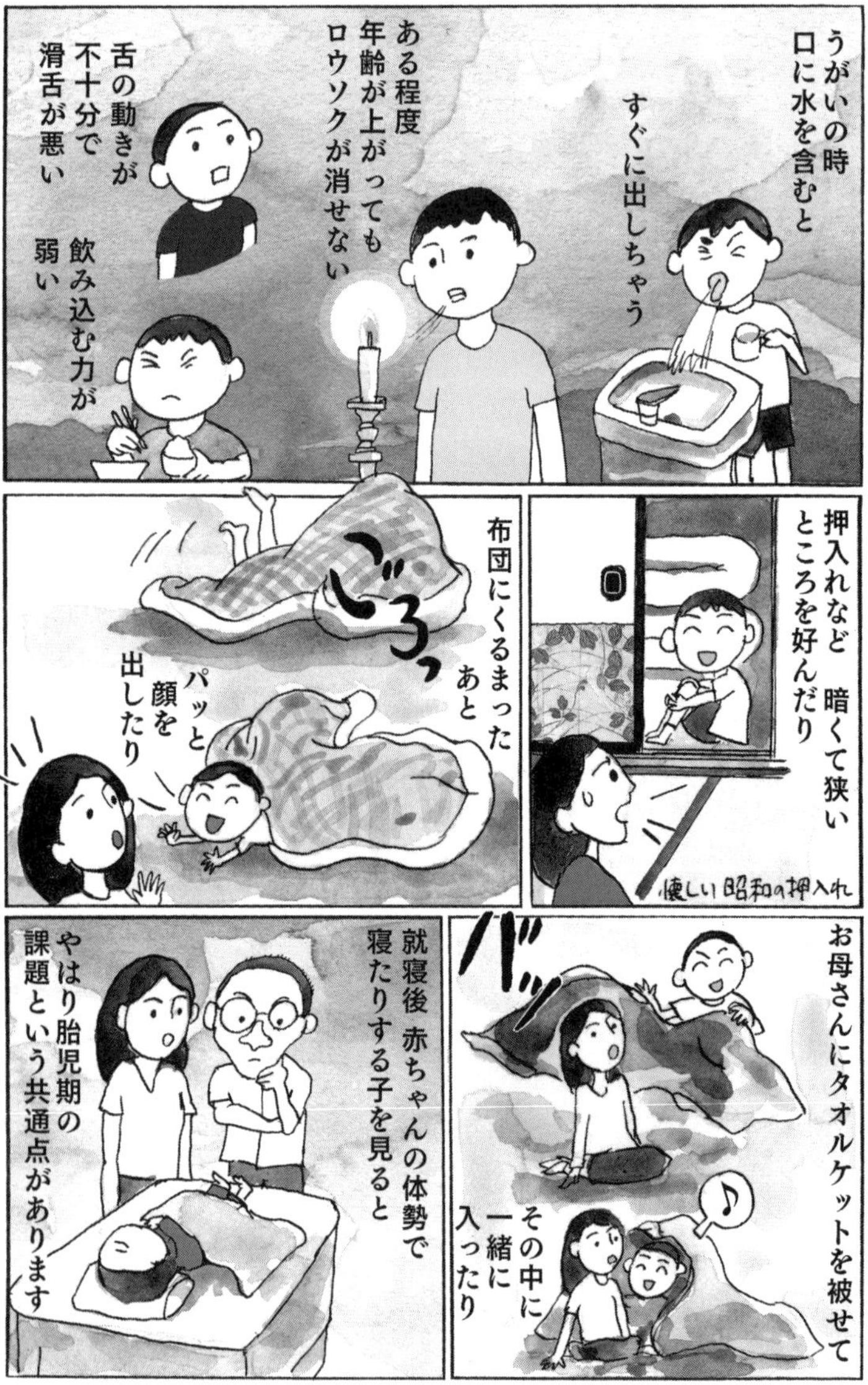
うがいの時
口に水を含むと
すぐに出しちゃう
ある程度
年齢が上がっても
ロウソクが消せない
舌の動きが
不十分で
滑舌が悪い
飲み込む力が
弱い
押入れなど　暗くて狭い
ところを好んだり
懐しい昭和の押入れ
布団にくるまった
あと
ごろっ
パッと
顔を
出したり
お母さんにタオルケットを被せて
バッ
その中に
一緒に
入ったり
♪
就寝後　赤ちゃんの体勢で
寝たりする子を見ると
やはり胎児期の
課題という共通点があります

【家庭で子どもの何をみればいいのか】

浅見　家庭でだからこそ、親だからこそできるアセスメントの利点はわかりました。では次は、家庭で何を見ればいいのか教えてください。

大久保　わかりました。家庭でだからこそみられるものは三つあります。

1　発達段階
2　キャラクター
3　流れ

です。

一つ一つ説明していきましょう。

家庭でみられるもの　その1　発達段階

大久保　「子育てをするのにも、発達援助をするのにも、まずは子どもをきちんとみることが重要です」

そういった言葉を耳にしたことがあると思います。

ただ「子どもをみる」というのには、複数の意味合いがあるのです。

まずは、子どもの「発達段階をみる」という意味です。

小学生になれば、教科学習が始まります。

だから、一年生になったら一年生の勉強を、二年生になったら二年生の勉強を、と思いがちです。

でも、その子がちゃんと勉強ができる準備が整っているか、をみる必要があります。

鉛筆を持つだけの指が育っているか？

黒板を見るだけの目が育っているか？

授業を受け続けるための姿勢が育っているか？

抽象的な概念が理解できるだけの脳が育っているか？

一斉指示がわかるだけの耳が育っているか？

色々な発達段階をみることが重要です。

コラム【就学前にクリアしておくべき課題】

鉛筆を持つだけの指が育っているか

↓箸を正しく持ち、箸でつまんだり、切ったりと使いこなせるようになっているか？

箸を正しく持ち、箸でつまんだり、切ったりと使いこなせるようになると、鉛筆を正しく持ち、線や文字を書くための準備が整っていると言えます。定型発達では四歳くらいで箸を渡され、正しい持ち方を数回教わると、すぐに持つことができます。四歳半には上手に箸を使いこなせるようになります。

生後六か月頃、赤ちゃんがうつ伏せの体勢で肘や手のひらを床につき、頭を高くあげられるようになると、離乳食が飲みこめるようになります。嚥下と咀嚼の力は運動機能の発達と大きく関連しているからです。生後七か月頃、ズリバイ（上半身を左右の腕に交互に乗せる運動）ができるようになると、舌を使って食べられるようになり、生後八か月頃、ハイハイができるようになると、顎の上下運動ができるようになるので食べ物を噛むことができると同時に、親指と人差し指で小さな食べ物も挟むことができるようになります。

生後八～九か月頃は、掴み食べをしていても、半分くらいは落としてしまいます。しかし、生後十～十一ヶ月頃になると、ほとんど落とさず口まで運ぶことができるようになります。それは親指と人差し指、中指の三本指でつまめるようになるからです。この頃になると、スプーンを持つことができるようになりますが、まだ使うことはできませんし、すぐに落としてしまいます。

一歳半ごろ、よちよち歩きができるようになると指さしができるようになり、スプーンを持ち続けることができるようになります。そしてこの頃、往復活動（お茶碗に入ったご飯を隣の器に入れ、また隣の器からお茶椀に戻すことや、二点を結ぶような殴り描きなど）が色々な場面で見られるようになると、手づかみ食べからスプーン食べに移行していきます。スプーンで食べることも、口と食器、二点の往復活動だからです。

自分でスプーンを使い食事をしたり、水や泥遊びなどをしたりすることで、指自体がさらに育っていきます。スプーンを掴んで持っていたのが、三歳前後では三点持ちができるような指になります。そして四歳ごろ、スプーン食べから箸へ移行し、さらにそれが鉛筆を持つ指の準備へと繋がります。ちなみに手遊びで〝きつね〟を指で作れるようになると、箸が持てる指の一つの基準になります。

道具を使うこと、特に鉛筆で字を書くことはとても高度な脳機能であり、就学の選択に大いに影響が出る部分ですので、このように細かく成育歴、発達段階を追いながら確認していきます。この課程の一つでもヌケがあると、それだけで「鉛筆が持てない」「持てたとしても書けない」「書き続けられない」となってしまいます。

黒板を見るだけの目が育っているか？

↓頭を動かさずに、目だけでモノを追えるか？
↓滑らかな動き、全身を使った大きな動きができるか？

頭を動かさずに、目だけでモノを追えることが一つの大事な発達です。子どもの中には、目だけを動かすことができず、頭、特に身体ごと、見たい方向へ動いてしまう子がいます。そういった子どもはどうしても動きが大きくなってしまうため、先生から「落ち着きのない子」と見られることもあります。そのように見られないにしても、見るだけでエネルギーを使うため、板書が追い付かない、また板書に集中して先生の話が聞けない、ということが起きてしまいます。

動眼神経、滑車神経は中脳、外転神経は橋で、どちらも小脳と繋がっている部分ですので、運動調整が滑らかにできているか、も確認します。ぎこちない動きや身体全体を使った大きな動きができていないと、目が育っていないかもしれない、と思います。ですから、板書の課題が見られる子がいたら、こういった運動面を確認しますし、そこに未発達があれば、（ビジョントレーニングではなく）運動や遊びの面からアプローチします。あとは『人間脳を育てる』に載っているように正中線をまたぐ動きができるか？　自分の身体の軸に力を入れられるか？　そもそも身体の軸（背骨）が育っているか？　も確認します。

授業を受け続けるための姿勢が育っているか？

↓二足歩行ができるか？
↓背骨がS字になり、頭が骨盤の上にまっすぐ乗っかっているか？

基本的には栗本さんの『人間脳の根っこを育てる』に載っているように、「きちんと二足歩行できる段階まで育っている」ことが、授業を受け続けられるための姿勢が育っていることになると言えます。ですから片足立ちが十秒くらいできるかどうかを見ます。

あと私が確認するところは、背骨であり、特に首です。首が前傾している状態（首坐りは完了しているけれども、首が機能的に動く段階まで育っていない）ですと、一番重い頭に引っ張られて身体の重心がずれてしまい、座位をキープすることができません。背骨がS字になっていて、頭が骨盤の真上に乗っかっている状態ですと、バランスよく座ることができますので、背骨（脊椎）の発達も意識して確認しています。

抽象的な概念が理解できるだけの脳が育っているか？

↓声に出して、色々なモノを数えることができるか？

数が数えられることが一つのポイントになります。飴でも、石でも、人でも、つまり数えるモノは違っても、「いち、に、さん……」というように数えられると、数という点では一緒＝数の概念を理解していると判断できます。あとは、「なにを？」「いつ？」などの質問に答えられるか、会話の中での「これ」「それ」などに答えられるか、過去と未来の認識があるか、など、どのくらいまでの概念が理解できているかを確認していきます。こういった抽象概念が理解できていれば、教科学習ができる準備が整っていると言えます。

言葉が出ない子の場合は、遊んでいる様子をていねいに見ていくことで確認していきます。色や形、種類、数でカテゴリー分けしているような様子がある、好みの食べ物で多い方を手にする様子がある、などを常に「数や概念があって分けているかな？　それとも必ず上の棚からとる、などのパターンかな？」という視点を意識しながら見ていきます。具体的なモノを声に出して、「いち、に、さん……」と数えられることが教科学習を行い、理解する上での最初の一歩になりますので、これができないと普通級、支援級も難しいと思います。

一斉指示がわかるだけの耳が育っているか

↓「目が回らない&乗り物酔いをしない」から「目が回る&乗り物酔いをする」を経て、大人と同じように数回回れば目が回り、激しい揺れでない限り、乗り物酔いをしない段階まで育っているか？

内耳神経は、蝸牛神経と前庭神経がひとつにまとまったものですので、平衡感覚が育っている＝一斉指示がわかる耳が育っている、ということになります。〇～三歳までは目も回らないし、乗り物酔いもしません。しかし三歳の誕生日を過ぎたあたりから急に目が回るし、乗り物酔いも始まります。七歳の誕生日を迎える頃には、大人と同じように数回回れば目が回るし、乗り物酔いはほとんどしない状態になります。この時期がちょうど就学から一年生の時期です。つまり、この大人と同じような平衡感覚まで育っていれば、一斉指示がわかる耳が育っていると言えます。

発達障害の子どもの中には、三歳を過ぎても、目が回らないし、乗り物酔いもしない子がいます。そういう子ども達は、まだ耳が幼い状態で、言葉の聞き取りがうまくいきません。小学生でも聞き漏らしが多い子は、平衡感覚が未発達な子が多く、ブランコに乗れなかったり、高いところが全然怖くなかったりします。ピョンピョン跳ねている子やずっとクルクル回っている子は支援学校などでよく見かけますが、ほとんどの子が言葉に遅れがあり、また言葉の理解も単語レベルで留まっていることが多いです。

目が回らなかったのに目が回るようになったり、乗り物酔いが始まったり、極度の乗り物酔いが収まってきたりすると、言葉の聞き取りが良くなる子ども達がいます。そして大人と同じような平衡感覚まで育つと、自分だけに向けられた言葉だけではなく、一斉に投げかけられた言葉もキャッチできるようになります。ヒトの耳は、①最初高音が聞き取りやすくなる→②低音が聞き取れるようになる→③色々な音程が混ざった人の声が聞きとれるようになる、という過程を通って発達していきますので、前庭感覚が育ちきることが、ただの音だったものを言葉として聴けるようになることに繋がっていると思われます。

大久保　就学前にどこまで育っていれば学校生活がスムーズに始められるかをまとめてみました。

他にも発達のヌケはどこか、遅れているところはどこか、反対に同年齢よりも育っているところはどこか、などの発達をみることも大切です。

このように「子どものことをちゃんとみましょうね」の「みましょうね」には、発達段階をみる、という意味があります。

浅見　なるほど。そして発達段階をみるために必要なのは、「発達障害に関する知識」ではなく「ヒトの発達に関する知識」ですね。大久保さんはご家庭に入っていってそこを補う仕事をされているのですね。

大久保　そうです。人体の発達に関する知識が必要なのです。

・子どものことをみる＝その子の発達段階をみる。
・そのために必要なのは障害に関する知識ではなくヒトの発達に関する知識。

家庭でみられるもの　その2　キャラクター

大久保　次に「キャラクターとしての子どもをみる」ことが大事です。キャラクターとは、持って生まれた資質と言える部分でしょうか。何が好きで、どんなことに熱中するのか。幼い頃の名もなき遊びはどんな感じだったか。行動が先か、考えることが先か。

そういった子どものキャラクターを踏まえることが、教え方、促し方、生活の組み立て方に影響を及ぼします。

情報が頭の中でいっぱいになってしまっている親御さんの中には、全部、自閉症、発達障害で説明しようとする人もいます。

どちらかといえば、発達障害は部分であり、核はその子の資質です。

浅見　そうですよね。

短所も含めてキャラクターなのですよね。そして短所も生きていく上では力になる。そこを潰してはもったいないですね。

・その子のキャラクターをみて、大事にする。
・それがその子の生きていく力になる。

愛甲さん　栗本さん　大久保さん
浅見社長　絵師こぐれ

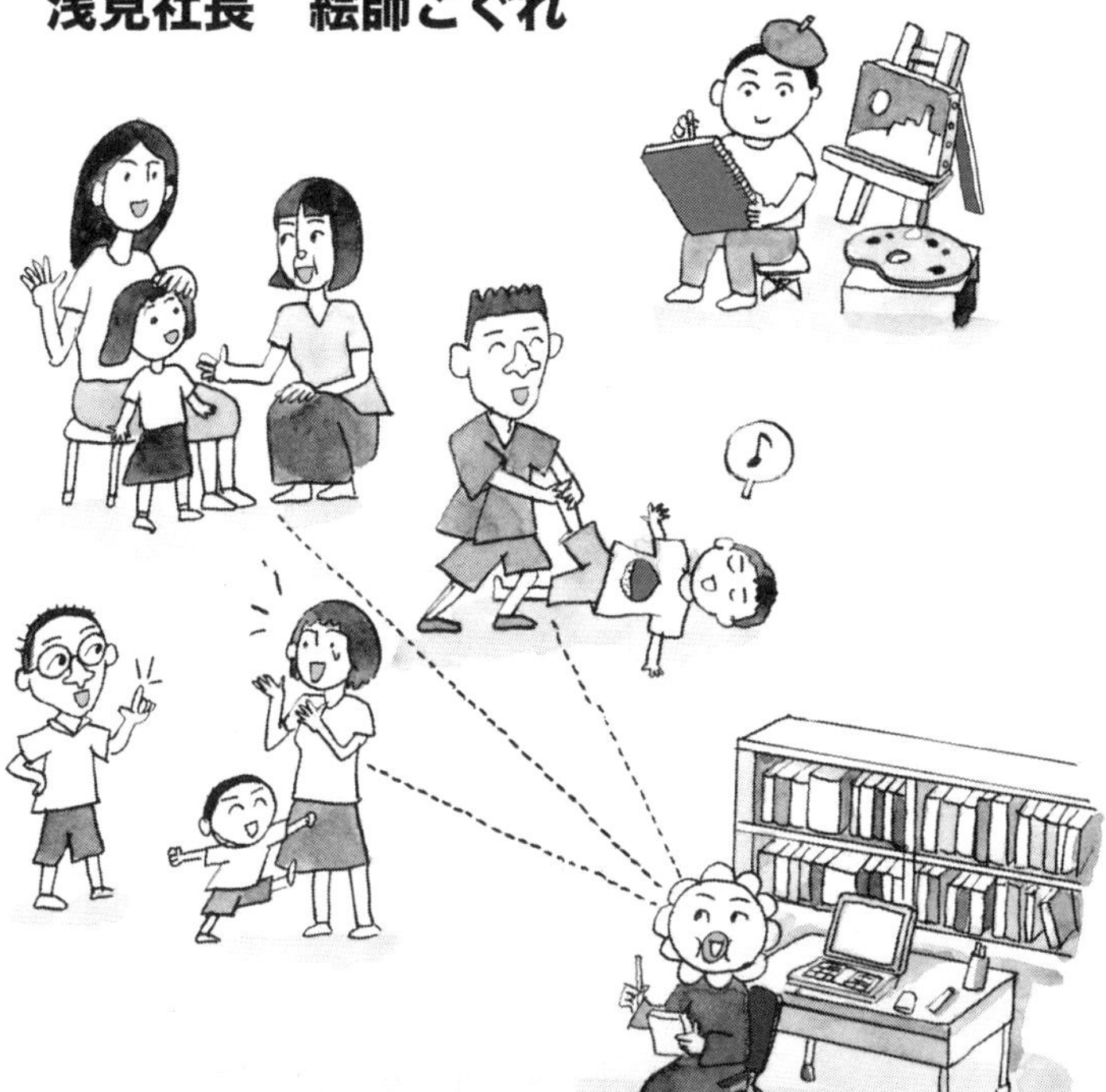

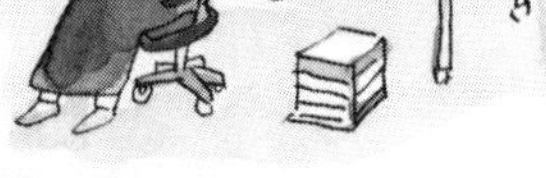

みな　それぞれの
資質を活かして
仕事に励んでいるわけですが…

そのモトはどこから来てるかといえば

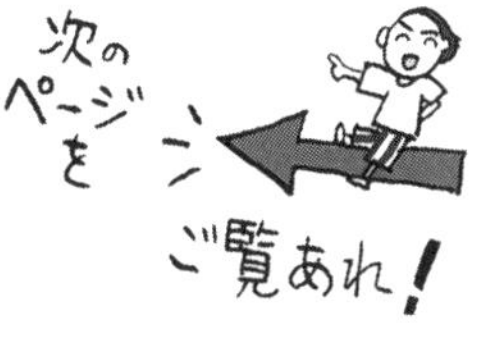

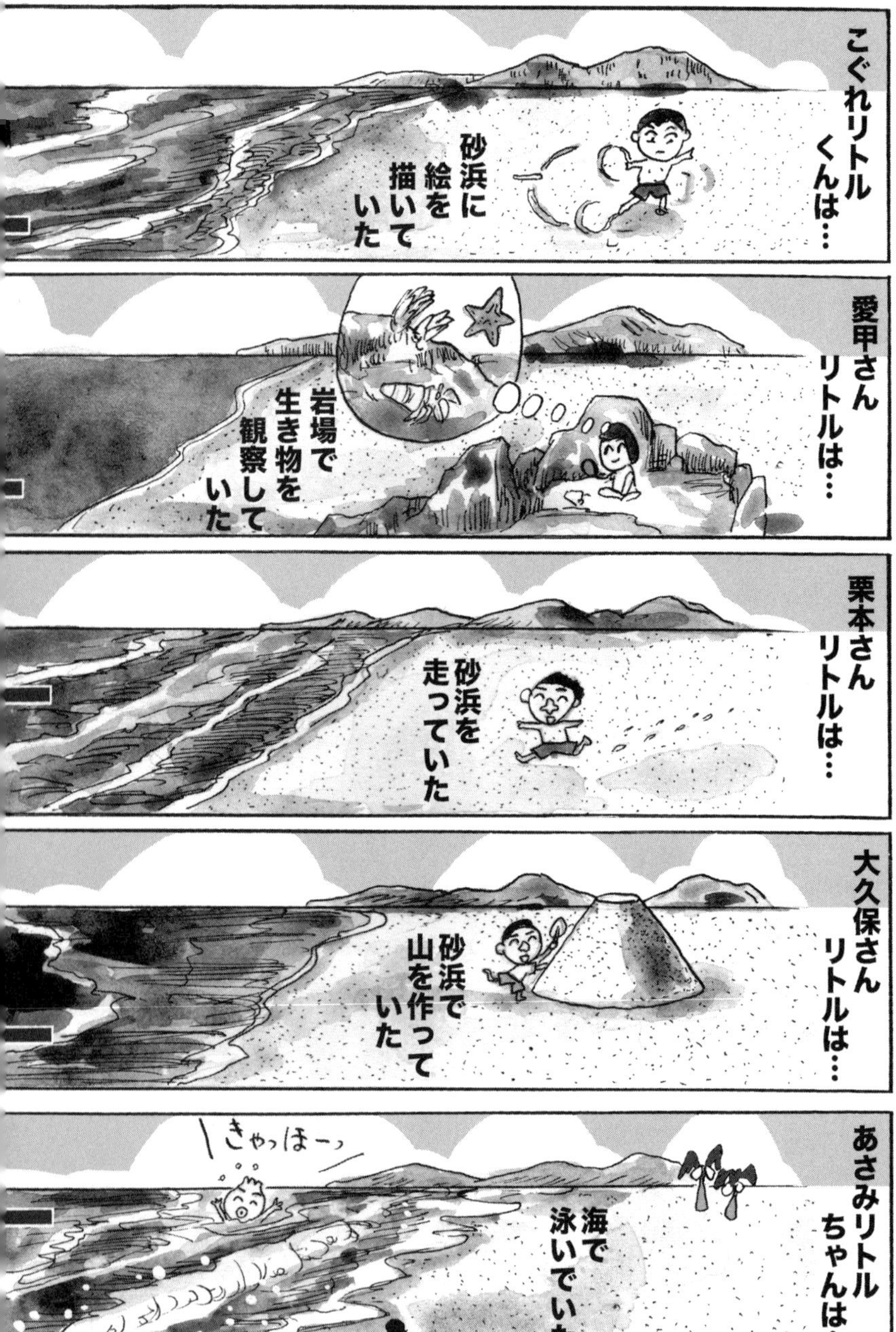
こぐれリトルくんは…
砂浜に絵を描いていた
愛甲さんリトルは…
岩場で生き物を観察していた
栗本さんリトルは…
砂浜を走っていた
大久保さんリトルは…
砂浜で山を作っていた
あさみリトルちゃんは…
海で泳いでいた
きゃっほーっ

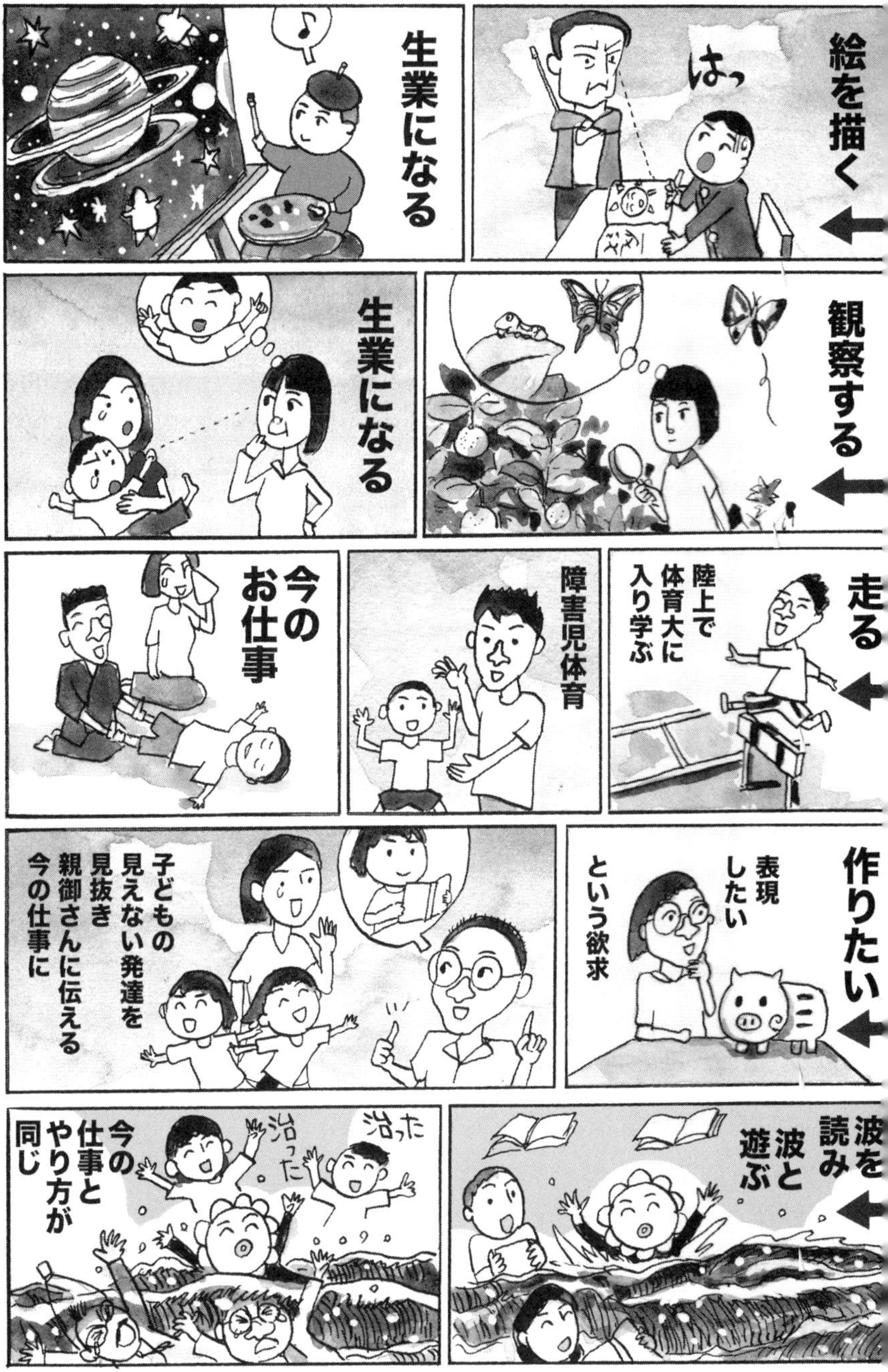
絵を描く
はっ
生業になる
♪
観察する
生業になる
走る
陸上で体育大に入り学ぶ
障害児体育
今のお仕事
作りたい
表現したい
という欲求
子どもの見えない発達を見抜き親御さんに伝える今の仕事に
波を読み波と遊ぶ
治った
治った
今の仕事とやり方が同じ

家庭でみられるもの　その3　流れ

大久保　キャラクターの次は、「子どもの流れをみる」です。

流れとは、つまり、生育歴であり、受精から現在まで続く物語です。

いきなり目の前に自閉症の我が子、発達障害の我が子が現れたわけではありません。

いずれも、受精した瞬間からの流れの中で生じたことで、バラエティに富む発達の表現型の一つにすぎません。

時々、今の状態、発達段階はわかるんだけれども、子どもの育ってきた流れから見れば、どうなのかなと思うことがあります。問題行動だって、突然、出てきたわけではなく、その前に積み重ねがあったわけです。

そういった生きてきた流れの中で、今の子どもさんはどういった状態なのか。

その発達の流れの中で、今の成長具合は早いのか、そのままのペースなのか、遅れ始めているのか。

その辺りも重要なポイントになります。

今の状態は過去から生じている。何かあったら流れをみるようにしよう。

親子のニーズの不一致に気を付けよう

大久保　「親御さん、ちゃんと子どものこと、みているかな」という言葉が支援者の口からきかれることがあります。

これは発達段階や資質、流れなどをみているかどうかの話ではありません。親子の不一致感を指している言葉になります。

子どもさん自身は、今、ここを育てたがっているのに、親御さんが別のことを育てようとしている。

子どもは根っこから育つことを、根本解決を望んでいるのに、親御さんが「支援」をやっちゃっている。

子どもが今どうなのかよりも、習ってきたこと、ある支援者から言われたことを忠実に行おうとしている。

親御さんの勢いがすごくて、展開するスピードが早くて、想いが強くて、子どもの状態、発達、気持ちが追い付けていない、処理しきれていないというのもあります。

そういった親子の不一致を見て、「親御さん、ちゃんと子どものこと、みているのかな」というのです。

私も時々感じますが、親御さんが育てたいところと、子どもさんが育てたいところが違うことがあります。

親御さんが問題だと思っているところでも、本人が問題だと思っていないということもあります。

つまり本人のニーズをみているか？　です。

一昔前まで支援者が言っていた「様子をみましょう」は、「(具体的なアイディアは持っていないし、今、私がもう状態は変わりませんよ、一生このままですよというのは言いたくないし、できれば別の人が言ってほしい。それに親御さんを傷つけることになるので)「様子をみましょう」という感じでした。

でも、今の「様子をみましょう」は、子ども達がより良く育っていくための「様子をみましょう」になります。ですから、とても具体的です。

親御さんに家庭生活の中で見てもらいたいのは、子どもさんの「発達段階」「資質」「流れ」「本人のニーズ」です。どれか一つだけ重点的に見ているだけではより良い子育てにはつながりません。

子どもを立体的に、そして神経発達に関連するところをすべてみてもらいたいのです。

子どもが根本的から育ちたがっているときの子ども自身が欲しているのは支援ではない。神経発達を促す遊びである。

第四章
「我が家の強み」をどう発見し、活かすか

支援と発達援助、どちらを望んでいますか？

浅見　花風社では、「なんとか発達障害が治らないものか？」と追及して得た一連の知見を「発達援助」という言葉で表しています。

花風社が提供したいのは、支援ではなく発達援助を望む人のための知見です。

この言葉を考えつかれたのは神田橋條治先生です。

『発達障害は治りますか？』の編集途上で「支援という言葉は使い古されている。新しい言葉が必要だ」と言われ、私も「何か適切な言葉ないかなあ」と考えていたのですが、最後にいただいたあとがきに「発達援助」という言葉が出てきて、先生はさすがに表現がお上手だなあと思ったのです。以降、使わせていただいている言葉です。

支援というと、制度も含めて、凹をそのままに、本人の力ではない力で埋めていくイメージ。それに対して発達援助は本人の発達を促すイメージです。

でも考えてみれば、最初にお子さんの特性らしきものに気づいた親御さんが「支援がほしい」というときの支援という言葉には当然発達援助が含まれているのだと思います。

それが診断され、支援なるものを得たとたん、発達そのものへの成果は問われずアリバイ的に何かが行われていくだけ。

どうやらいったん「これでいい」と決めたものはたとえ効果がなくても続けるのがこの国

の行政の性質のようですね。だからこそ本当にお子さんの行く末を思うのなら行政は頼れない。実際お子さんを育むという点では、家庭が大事になってきます。

大久保さんとしては支援と発達援助の違いをどうとらえていますか？

大久保　「支援」という言葉は、福祉用語だと思います。それまで介護や介助、手助け、補助と言っていたものを「支援」という言葉に置き換えただけです。実態がそれを物語っていると言えます。

もともと福祉の対象者は、肢体不自由、身体障害の人達であり、知的障害を持った人達でした。しかし二〇〇〇年以降、一気に高機能、アスペルガー、軽度発達障害という人達が福祉の世界にやってきたのです。そのとき、彼らに対して「介護」や「介助」はふさわしい表現ではありませんでしたし、当事者、家族の人達からも「私達は介護や介助が必要な人間ではない」という声がありました。ですからアリバイ的に「支援」という言葉を作り、使うようになったのだと感じます。施設や学校等で、古い資料を読みますと、「入浴介助」「食事介助」などの言葉が使われていましたが、発達障害ブームと同時に一気に「支援」という言葉へと切り変わっていったのです。

福祉の世界で使われている「支援」はもともとが「介護」という意味なので、そこに発達を促すような要素はないと言えます。実際、福祉で働く人間の多くは、専門学校で福祉科を選択し、高齢者介護、障害者介護を学び、現場に出ています。就職先も高齢者施設が多いので、介護、ケアの仕方を中心に学んでいると言えます。施設で働いていたときも、福祉系の学校の出身者は、利用者と接する際、あれもこれも手を出して、なるべく本人がラクに生活できることが良いという価値観でいるのがわかりました。ですから、自閉症者に必要なのは介助ではなく、周囲の意味理解を助けることや彼らが学びやすい方法で生活スキルを身につけることだ、と教えるのが大変でした。とにかく相手の身体に触れようとするので、すぐに噛まれたり、ぶっ飛ばされたりする新人が多かったです。高齢者介護中心の福祉、また身体障害中心の障害者福祉を学んできたからだと考えられます。

特別支援教育も、福祉がリードして発展してきた経緯がありますので、どうしても「個別支援計画」などと福祉用語を使っています。学校の先生たちも、「育てること」や根本である教育を見失っているのだと思います。衝立の中で過ごさせるのも、スケジュールカードに沿って行動させるのも、すべて支援である。この子達に必要なのは、一人ひとりに合った支援なんだ。そのように福祉から入ってきたアイディアを使い、福祉用語を使い、本質である教育を見失っているのが今の特別支援教育だと感じます。

学校の先生が「支援」という言葉を使うのも、支援という名の介護に明け暮れているのも間違っていると思います。また時々、「学校で発達を促す。治す」というような言葉を使う先生もいますが、それも間違っていると思います。学校はあくまで教育の場であり、そのメインは教科学習です。けれども支援学校はほぼ教科教育を捨てているので、介護施設と何ら変わらない。支援学級でも、四十五分の授業のうち、プリント一枚で終わり、十分ずつの一対一の授業でおしまい、というのがザラなので、支援学校と大差はないと言えます。特別支援教育が一般社会ではなく、福祉への移行期間（機関）となっているのは、支援という名の介護をしているからだと考えています。

本来、学校は教育の場であり、福祉は介護の場です。では、どこに〝発達〟があるというかといえば、それは家庭であり、公園であり、自然な環境の中です。特に生きる土台であり、発達のヌケが多い胎児期から二歳までの言葉以前の発達段階での発達援助が行われるのは、家庭や身近な環境以外ありえません。時々、集団活動によって「社会性が発達した」ということを言う人がいますが、それは土台となる発達が集団という機会で発揮されただけです。土台という発達があったうえに、他人との関わりの中で学習が行われたのだと言えます。

つまり、発達というのは、栗本啓司さんや灰谷孝さんが仰っているように「呼吸」「内臓」「動き」「感覚」などが育つことです。本人の育ちが発達であり、本人が育つのを後押しするのが発達援助だと私は考えています。発達は他者から与えられるものでも、コントロールできるものでもありませんので、本人の内側にある発達する力を刺激し、伸びやかに発揮できる環境を用意するのも、発達援助に入ると思っています。

このように発達を捉え、発達援助を定義すると、福祉が主体の療育に発達援助はないと言えます。療育機関のスタッフの多くは福祉系の学校の出身者ですし、中には理学療法士や作業療法士などもいますが、リハビリやトレーニングからのアプローチになります。赤ちゃんは練習やトレーニングをしたからハイハイができるようになったわけではなく、「動きたい」「見たい」という内なる欲求から試行錯誤して身体を動かした結果、ハイハイができるようになるのです。発達は「回数券を使い切ること」「やりきること」で達成されるので、そもそも療育者が主導し、また環境や時間の制限がある中では発達が生じません。同じように、学校内でも制限だらけなので発達は生じません（編注：「回数券を使い切る」については『人間脳を育てる』灰谷孝著　を参照のこと）。

親御さんは療育機関、支援者に我が子の発達成長を促すことを期待し、また親にその方法を教えてくれることを望んでいると思います。実際、「最初は子どもの成長を促してくれるんだと思っていた」「どうやって育てたら良いかを尋ねても、支援の仕方しか返ってこない」という声を聞きます。しかしこういった親御さんは少数派であり、多くの親御さんは「専門家に任せる（親・素人は手を出さない方が良い）」という方向へと進んでしまっているように感じます。また発達と成長の違い、発達援助と支援、発達と学習の違いがよくわかっていない親御さんが多いと思います。「できるようになった」「〇〇をしなくなった」が唯一の評価ポイントになり、単なるパターン学習も、支援者が指示を出して特定の行動ができるようになったのも、罰を与えて行動を制御した結果の行動変容であっても、すべて「できるようになった」「しなくなった」です。これは支援者側も見分けられていないことが多いのですが。

根っこから育てるのが発達援助であり、表面的な行動をいじくるのが支援ともいえるのではないでしょうか。

浅見　なるほどです。

まず診断を受けなければ、と言われるのは「支援」につなげられるからですよね。ところが親御さんが望んでいるのは支援というより発達援助だったりする。

望んでいるのが発達援助なら、診断がなくても、あるいは診断を待ちつつも、今日から家庭で始められますね。

・発達というのは、「呼吸」「内臓」「動き」「感覚」などが育つこと。
・支援と発達援助は全く別物。発達援助の主舞台は家庭であり、学校や療育機関には期待できない。
・支援を望むのなら制度上診断は必要。
・発達援助を望むのなら診断はなくても家庭で今日から始められる。

子ども自身が自分を育てる方法を知っている

浅見　支援と発達援助は別なものなのに、実は
・「支援がほしい」という時の親御さんが期待しているのは発達援助。

そして

・いわゆる療育というものより遊びの方が結局、発達援助としては効果的。

なのですよね。

実を言うと私の場合、それを理解・体得するのにはそれなりに時間がかかりました。思えば二〇一〇年に神田橋先生と本を作ったときから（『発達障害は治りますか？』）大事なのは家庭での遊びだというヒントはあったと思うのですが。

そして「なんとか発達障害が治らないものかな」と考え続けてきた私が、「この方向ではないだろうか」と身体アプローチを追及するうちに、

・いくら運動や体操を訓練のようにやっても効果は乏しい。

ということを知ります。そしてむしろ訓練より

・本当にお子さんが自発的にする遊び、お子さん自身の好奇心が導く遊びが実は発達を促している。

ということを納得するようになりました。

そして振り返ってみると、自分自身も子ども時代、そういう経験を与えられて育ってきたことを自覚し、子どものときに楽しかった遊びを生活の中に取り入れる頻度を増やしました。その結果、ストレスにますます強い体質になりました。

大久保さんの場合には、どういう経緯で「名もなき遊び」が発達援助として役立つと気づきましたか？

大久保　栗本啓司さんの『自閉っ子の心身をラクにしよう！』が出版されて、以降、身体の仕組みやヒトの発達について意識して学ぶようになりました。その後、灰谷さんの『人間脳を育てる』を拝読し、発達の順序性を意識するようになった私は、「どの段階に発達のヌケがあるのか？」「今の課題の根っこはどこか？」という視点でアセスメントを行うようになりました。

　発達のヌケを育て直す場合、そのヌケを単体で見るよりも、より発達の初期に近いものを優先に育て治すほうが良いと思います。浅見さんは脳ができていくのには順番があるということを「ソフトクリーム」のたとえで表現されていましたが（編注：『支援者なくとも、自閉っ子は育つ』こより著　参照）、土台を整えることがそれ以降の発達に大きな影響を与えるからです。そのため、発達のピラミッドでいう「呼吸」「感覚」「動き（姿勢）」に発達のヌケがある子がいたら、まずは「呼吸」から。運動発達でいえば「寝返り」「ハイハイ」「立位」に発達のヌケがある子がいたら、まずは「寝返り」からというように助言していました（編注：『人間脳を育てる』灰谷孝著、『人間脳の根っこを育てる』栗本啓司著　参照）。

　しかしあるとき、「寝返り」「ハイハイ」「立位」に発達のヌケがある子が、おうちの中で自らハイハイをして遊んでいる場面に遭遇しました。私も、親御さんも、「まずは〝寝返り〟から」と考えていたのですが、ハイハイをしている姿を見ると、子どもさんの表情がとても良かったのです。しかも、飽きることなく、テーブルの下や椅子の下をハイハイで移動して遊んでいました。

またこれもよくある場面なのですが、発達相談の中で「首が育っていないですね」と話をしていると、急に子どもさんが首を刺激するような遊びを始めることがあります。実際に寝返りの仕方やハイハイのポイントを子どもさんの身体を通して伝えていると、お子さん自らその動きを始めたりすることがありました。ノンバーバルのお子さんもです。当然、発達のヌケは一つだけということはないので、色々な話や動きをしたのですが、その中で子どもさんが身体で感じ、「これをやろう」と動き始めたようにしか見えませんでした。

このような子ども達の姿を見ていると、「海に行ったら何をする?」のイラストが思い浮かんできました（一四六ページ）。浅見さんは海で泳ぎ、小暮画伯は足で絵を描き、愛甲さんは岩場で生き物観察。このイラストは資質の見抜き方についてイメージされたものでありましたが、私の中では子ども達の姿とピッタリ重なったのです。同じ海でも、みんな遊び方が異なる。同じ発達のヌケでも、子どもさんによって育て方が異なる。じゃあ、それはどこからきているのかといえば、子ども達の内側から溢れ出たもの。しかも、そこには発達で重要な「主体性」「自発性」そして何よりも大事な「心地良い」があります。

子ども達は「心地良い」が得られる動きで自分を育てようとしています。「心地良い」が「主体性」と「自発性」を生み、それが興奮となって神経に繋がり、豊かな神経発達へと繋がっていくと思います。

子どもが自発的に行う動き、喜びをもって行う動きこそが、その子を育てている。

親に余裕がないと「トレーニング」になってしまう

大久保 実は話が前後しますが、栗本啓司さん、灰谷孝さんの本が出版されてから、どうもおうちでの身体づくりが、トレーニングのようになってしまっている、と感じることが増えました。花風社さんの方針、浅見さんのお考えから、どの書籍の中にもハウツー本の要素はないのですが、「あれもこれもヌケている」と思うと、「あれもこれもしなきゃ」となってしまうような気がします。そういった受け手・読み手の心身の余裕の無さが影響し、結果的にあれもこれもしようとするので、どうしても日課的、マニュアル的になってしまいます。そうなると今度は子どもがいやがるようになり、「せっかく習ったのに、ヌケを育てる運動をやらない」という悩み、相談が出てくるわけです。

浅見 せっかく「トレーニング」の方法を知ってやりたいのに「やってくれない」というお悩みですね。それを聴くと私は、「親御さんたち真面目なんだろうけど、子どもがやりたくないのなら今やりたいことをやらせていれば育つのに」と思ったりします。

それと花風社は、大久保さんが見抜いていらっしゃる通り、本をマニュアルにしないことには細心の注意を払っています。そのせいで指示待ち人間の人たちには受けが悪く、「答えが書いていない」と悪口も言われるのですが、大原則を示してそのおうちごとにテイラーメードしないと本当の発達援助にはならないと思っているのでどうしてもマニュアルにはしたくないんですよね。とにかく治ってほしいという気持ちで仕事をしていますので。

大久保　わかります。でも何かとマニュアルに慣れている人が多いのも現実です。

そうした現実を見て私自身問題意識を抱き、子ども達が主体的に自発的に行う運動や遊びに注目するようになりました。すると、それまでは「意味のない行動」「自閉っぽい遊び」などに見えていた動きが、実は発達につながるのだと気づけるようになりました。

砂場で砂をすくっては落としている子は、手での探索活動と目を育てていました。道の縁石の上を歩こうとする子は、小脳や前庭系を育てようとしていました。換気扇や扇風機、クルクル回るおもちゃに没頭している子は、目が回りにくい子で、自分自身もグルグル回って遊ぶことがありました。頭からぶつかって押してくる子は、首の育ちが未発達の子でした。

一見すると、すべて「自閉症だから」「特性だから」で終わってしまうような動きも、彼らの表情を見れば、やむにやまれぬ特性ではなく、「心地良い」を始まりにした「自らを育てようとする動き」に見えてきます。だからこそ、繰り返すのです。私達がその意味に気づいていないだけで、子ども達の「名もなき遊び」にはこのような発達が隠れているのだと思いました。

「名もなき遊び」は、子ども自身、誰に教わったものでもありません。しかも、子どもさん達の様子をみていると、「名もなき遊び」は発達・成長と共に変化していきます。赤ちゃんは、起きている間は四六時中、ズリバイやハイハイをする時期があり、そんな時期があったかと思えば、パタッとやらなくなることがあります。そうやってある時期、誰から指示されることもなく、存分にやりたい動き、遊びをやりきることで、次の発達段階へと進んでいくのが発達だと言えます。

どうしても「やらせよう」という想いが周囲にあれば、子どもの「やりきる」が叶わなくなるものです。私のイメージでは「発達援助」とは、子どもの「やりきる」を後押しすることだと思っています。子どもが心から育てたいところは、その子の胸の内に尋ねるしかありません。私達、支援者は発達の順序、流れはわかっても、その子自身が今、どこを育てたいかまではわかることができません。ですから、子どもの動き、特に「名もなき遊び」に注目することが大事だと考えています。

彼らの「名もなき遊び」には、時間という概念がありません。時間を忘れて、時間という概念から解放されたところで、とにかく心地良い動き、遊びに没頭し、やりきるまで行う。まさに「やりきる」は栗本さんや灰谷さんが教えてくださった発達（援助）の原理原則だと言えます。ですから私の仕事でも、親御さんに子どもさんの「名もなき遊び」に注目する大切さをお伝えしています。

・子どもが「名もなき遊び」をしているとき、子どもの表情に注目しよう。
・子どもの「やりきる」を後押ししよう。

それぞれの家庭らしさをどう見つけるか

大久保　てらっこ塾を始めて五年くらいが経った頃、私はあることで悩んでいました。それは私が関わったあと、試行錯誤しながらどんどん治している親御さんがいる一方で、定期的に「次はどうしたらいいですか?」「今、こんな様子があるんですが、この意味はなんですか?」と尋ねてくる親御さんがいたことです。私は家庭支援をしたくて、この仕事を始めたのに、これでは子どもではなく、私のほうを見て子育てしているのではないか、私という存在が純粋な親子の子育ての邪魔をしているのではないか、と思えてしまうことがありました。

また同じような時期に別の悩みもありました。親御さんが〝続けられない〟ということです。せっかく発達のヌケがわかり、そこを育てるアプローチが見つかったのに、それを継続して行うことができない。手の感覚を育てるために、粘土や砂遊びを行うけれども、いつの間にかやらなくなる。ハイハイのヌケを育てるために、毎朝の日課として家の廊下をハイハイで移動するように決めたけれども、気がついたときだけやるようになってしまっている。せっかく必要な動き、発達刺激だったとしても、続かなければ神経発達にはつながっていきません。そうなると、また親御さんの意識が別のアプローチに向かったり、「うちの子は重いんだ」と諦めモード、悲観モードになったり……。

このような悩みを持ち、どうすればよいか考えている中で、私はあることに気がつきました。「子育て、家庭支援って言っているけれども、今のやり方だと親御さん自身の個性が活きていないのではないか」。たとえば、○○くんは目が回らないことがわかった。だから、右回りで回ってみましょう、という助言には、誰が発達援助を行うかの視点がありません。つまり、私がやろうが、お母さんがやろうが、学校の先生がやろうが、あまり変わりがありません。まさに私自身が、お金を入れたらジュースが出てくるような自動販売機のような仕事をしてしまっていたのです。そうなると、定期的に私に尋ねたくなるし、前向きに続けていこうという意識が薄れてしまうのも当然です。私は大いに反省しました。

ただの発達援助から、○○さんちの発達援助、子育てにするためには、どういった後押しができるだろうか、すべきだろうかを考えました。そして気づいたのです。

伸びやかに子育てをされているご家庭、オリジナルのアイディアで発達を後押ししているご家庭は、何よりも親御さんが楽しそうです。時々、ご家族の様子を拝見していると、親御さんのほうが楽しんでいるのでは、と思うことすらあります。

「じゃあ、なんで親御さんが楽しめているのか？」といえば、親御さんの資質を活かしているからだと気づきました。「どうして、料理をして子どもさんの手を育てようとされたのですか？」と尋ねれば、「私も料理が好きだから」。「どうして、今年の夏はたくさん海に行こうと思ったのですか？」と尋ねれば、「私も子ども時代、海でたくさん遊んだから」。夏休み実家に帰省し、自分が子ども時代遊んだ場所で、今度は親子で遊び、それが大きな発達のきっかけになることも多いのです。

親子ですから、資質として受け継いだものがあり、そのため、親御さんが好きな遊び、子ども時代にやった活動などが、子どもさんにも合っていることがあると思います。ただそれ以上に親御さんの内側で「心地良い」を感じることが重要なんだと思います。

浅見　とてもよくわかります。親御さんが好きなことにお子さんを巻き込む。そうすると発達する。多いんですよねこれ。

大久保　子ども達は「名もなき遊び」を通して、自分自身を発達させていきます。「名もなき遊び」とは、時間を忘れて没頭するような遊びです。ではなぜ、時間を忘れるくらい没頭するかといえば、そこに心地良さがあるからだと思います。心地良いから没頭することができる。没頭するくらい継続するから神経発達が誘発される。そんな子ども達の「心地良さ」を感じられるためには、そこに注目できるようになるためには、親御さん自身が「心地良さ」を感じられることが必要になります。

自分の心地良さを通して、我が子の心地良さを感じる。「いま、心地良さを感じて遊んでいるのだろう。だったら、もっと心地良くなれるように、こんなことをしてみよう」。その〝こんなこと〟というアイディアは、親御さんの生きてきた歴史の中にあると思います。決して支援者、専門家から提示されるようなものではありません。

巷には、「なんとか療法」があふれています。資格を売るために、「このアプローチをするには、習った通りにしなければならない」などと制約を設けているものだって少なくありません。

浅見　そしてコロナ禍でわかったのは、そういう「専門家の意見」を真に受ける人の多さでした。感染症原理主義の専門家の言うことをきいていて、健康な人は健康を損ねかねない状況になりました。自殺者も増えました。悲しみと憤りを感じる一方で、なんで自分の人生に責任など持ってくれない専門家の意見を一人一人が跳ね返さないのだろうかと不思議でした。そこでわかったのです。発達障害の世界でも多くの人は専門家に従うしか道がないと思わされているのだと。

大久保　療育の世界でも、専門家が持ってきたアプローチをいくら習ったとしても、まず親御さんが楽しくないし、続かない。そこにその親御さんの資質が活かされる箇所も、工夫の余地も、心地良さもないから。当然、子どもだって、自分の心地良さとかけ離れた取り組みをやれと言われるから、ただその動きをこなすためのルーティン化にしかなりません。

私が目指すのは、それぞれのご家庭の中でグルグルと回っていくような発達援助、子育てです。子どもの求めている発達刺激を感じ、それを充分に味わえるような後押しを行っていく。子どもに変化が見られれば、その変化に合わせて、次の後押しを行っていく。そうやってグルグルと、良い歯車が回っていくような家庭支援を行いたいと思っています。

浅見　そのために大久保さんはまず、栗本さんが読んできた本をできるだけ読んで人体の知識を身につけられた。正直私はそちらはさほどやっていません。ただ、社会全体に目配りするような本を選んで読んでいます。子どもたちが出ていく社会とは何か、どういう場所か、つねに考えています。人体のことは、栗本さんや大久保さんが学んでくだされればいいと思っています。私は社会について学ぶ。それが自分の資質でもあるかもしれません。

では親御さんたちはどうでしょう。親御さんにも、栗本さんや大久保さんが持っているような人体の知識を蓄積することは必要ですか?

大久保　私は他人ですので、発達や神経、運動、様々なアプローチについて勉強しなければなりませんが、親御さんは既に我が子に対する特別な親心を持っています。親心は共に歩んできた時間の中で育まれたものであり、それはまた親御さんの人生ともつながっています。もちろん、祖父母の代の人達とも。

外に答えがあるわけではないのです。ご自身の内側に答えがあるのです。それが「心地良さ」だったり、「資質」だったり、「生きてきた歴史」だったり。そういったものに目を向け、活かすことが、結果的に親心を活用したアセスメントと発達援助、子育てに繋がっていくのだと考えています。親御さんだから気づけること、できるアセスメントはたくさんあると思います。

浅見　発達凸凹の人、そしてその疑いのある人に自立した人生を送ってもらいたいという願いは大久保さんも私も共通しています。多くの親御さんもそうでしょう。そしてどういう知識を身につけるかも、資質によりますね。

大久保　はい。そして知識だけに頼るのではなく、直感を研ぎ澄ますことも大事です。親としての直感、私のような支援者としての直感を上手に働かせるには、やはり心身を整え、大脳皮質ではなく、感覚的な刺激を味わい、楽しむ機会が必要なんだと思います。

・親御さんの緊張不安が強い↓直感が発揮できない↓大脳皮質で考える↓答えを外に求める↓子どもが見えない↓発達が進んでいかない↓緊張不安が増す↓無限ループ。

・親御さんの心身が整っている↓直感が働く（心地良い）↓三世代の知識、知恵、情報にアクセス↓子どもに合った子育て↓どんどん発達成長↓親御さんが子育てを楽しむ↓心身が整う。

　こういう感じだと思います。

浅見　大久保さんも身体への刺激を生活の中に積極的に取り入れていますね。走ってマラソン大会に出たり、筋トレしたりしていますね。

大久保　はい。

浅見　私も自分が心地よいと思うことは発達援助の本を作ることにとってとても大事だと思

うので、ああ自分は海で泳ぐのが好きなんだと思ったら海に行くし、自転車が好きなんだと思ったら走り回ったり、お日様が好きなんだと思ったら外で遊んだり、そういう自分の心地よさを大事にしてきました。そこで日本では実質流行らなかったかもしれない感染症予防のために「ステイホーム」とか「自粛」とか押し付けてくる専門家や政治家をみて、行政も医療も、健康な人の健康には興味がないことがはっきりわかったコロナ禍でした。人を健康にすることには興味がない。これだから行政や医療に頼っていては、発達障害は治せないのだとよくわかりました。

そしてコロナ禍での医療の動きを見て、発達医療がさかんに謳う「早期診断」が何を目的としているかわかりました。

行政や医療は、発達に課題のある子を見つけてその子を一般社会から抜き出し、保育や教育の場を均一化して自分たちの仕事をラクにしたがる。特定の感染症のみを予防するためにその他多くの犠牲を出した医療行政の在り方を見て、手口がはっきりとわかりました。「あなたのお子さんは知的障害があり支援学校相当です。一生治りません」は「県境またがないで」と一緒です。移動されると面倒くさいから移動させないようにする。誰かの障害など医療にとっても行政にとっても基本他人事だし、「個」を活かすという発想はありません。

だから、自分の健康は自分で守りましょう。発達には親が本気になりましょう。それが鉄則だと思います。なぜなら医療も行政も、治療だけが仕事ではない。人を等級に分けること、トリアージすること、その結果福祉・介護業界に産業を発生させることも彼らの仕事です。

目的はお子さんのよりよい未来ではなく「自分たちの仕事をラクにすること」「利権を作り出すこと」かもしれない。それを親に納得させるために「お子さんのためですよ」と言ったりはするけれど。

・専門家に教えられた訓練ではなく、親子がともに好きな活動・感覚刺激を生活の中で増やしていこう。
・子どもの発達には親が本気になろう。
・医療も行政も、子どもの成長より自分たちの仕事をラクにするためのトリアージを大事にしていることがある。

親から受け継いだものを大切に、自分に自信を持とう

浅見 親御さんにそれぞれの資質を活かしてもらうことこそ最高の子育て、というのが大久保さんの発見ですね。

では支援者としての大久保さんはご自分のどのような資質を活かしていますか?

たとえば私は小さい時から人の言うことを聴かない子だったのですが、今になって自分のその資質が役に立ったのではないかと思っているのです（笑）。なぜなら「生まれつきの脳機能障害で一生治らない」というギョーカイの決めつけに「本当かな？」と疑問を持ったのはこの資質のおかげだからです。


大久保　私も小さいときから、「人の言うことを聴かない」と言われていました（笑）。親からも散々言われましたし、学校でも、社会人生活の中でも、同じことを言われた気がします。

　あと、これは父から引き継いだものなのかもしれませんが、「正義感が強い」というのは私の資質であり、それが今の仕事に活きていると思っています。これまた小さいときから、「正しいものは正しい（誰が何と言おうとも）」「ダメなものはダメ」という信念のもと、行動してきました。ですから、先生だろうが、目上の人だろうが、正義に反することは決して従わなかったですし、その過ちを指摘し、闘うこともありました。

　施設職員のときは、こんな正義があると思って仕事をしていました。「子ども達がより自立的な生活ができるようにしたい」「子ども達がこれ以上、服薬を増やさないようにしたい（心身の健康のため）」。

　しかし一方で、その正義を貫けない場面が多々ありました。私だけが支援に携わっているわけではありませんし、彼らの将来までずっと支援し続けることはできません。そして自分自身に心身の余裕がなくなったとき、子ども達の自立よりも、私が支援しやすい方、チーム全体がラクになる方を選択することもありました。理想は常にありましたが、現実として限られた人数で利用者を見なければなりませんし、お互いの怪我やリスクも避けなければなりません。私も途中から支援者が管理しやすい支援、その場しのぎの対処法を行っていたと思います。

ですから、今の仕事を始めたとき、自分の理想と正義を貫けるような事業にしようと決意しました。当時は「より自立的な生活ができるように」ということで、視覚的な支援や施設で学んだ身辺スキルの指導を中心に行っていましたが、栗本さんの書籍をきっかけに、「治る」方向へと舵を切ることができました。治ることは、子ども達にとって「正義」です。そして社会にとっても「正義」。心身がラクになり、発達のヌケや遅れを育てなおしていくことは、正しい道だと思います。

ギョーカイに阿ることなく、特別支援の世界にこだわらず、役立つことはなんでも取り入れるといった柔軟性は、「正義」という軸が認識できているからだと思います。「治ることは正しい」「治さないのは間違い」。そのような姿勢があるため、子どものためにまっすぐ進めるし、ときに親御さんにも直言することができます。親御さんにとっては耳の痛い話も、子どものためになるなら、治る方向へと進んでいけるのなら行っています。もちろん、私にも多少の情がありますので、言いづらいときもあるのですが、ヘンな優しさが却ってマイナスになることもあるので、仕事の仕組みとして基本的に利用は一回で終わるようにしています。

そうすれば、嫌われても構いませんし、利益のために忖度する必要もありません。

浅見　なるほど。自分なりの正しさを実現したくて起業したところは私も同じなので興味深いです。

ところで、大久保さんは正義感をお父様から受け継がれたのですね。

お母様からは何を受け継いだと思いますか？

いや、親から受け継いだものはありがたいものばかりではないけれど、大久保さんのおうちはご両親もご健在だし、この際いいところだけ教えてください（笑）。

大久保　お気遣いありがとうございます（笑）。

うちの母からは、かなり多くの部分を受け継いだと思います。

九州福岡生まれの末っ子で、かなり天真爛漫に子ども時代（大人になってからも？）を過ごしていたようです。

受け継いだものとしましては、「思ったことははっきり言う」「自分の心に嘘をつかない」「社会的地位や年齢などで判断せず、一切忖度しない」「悪いものは悪いと言う」「悩むくらいなら行動する（後先考えずに行動する）」ところだと思います（笑）。

小さいときから、「これからの男は、家事でも、家のことでも、なんでもできなければいかんとよ」とよく言っていて、料理や洗濯、掃除など、あらゆることを叩きこまれました。

物事の本質を見抜くのもうまいかもしれませんが、見えすぎる分、また自分の考えに固執し突っ走る分、周囲との軋轢は大きかったと思います。

そういった母の姿を子ども時代から私も観ていましたので、視野が狭くなり、突っ走ってしまうことがないように、色々な本を読んだり、別の仕事の人に会ったりしながら、調整するように心掛けています。

ただ九州の血、母方の血が騒ぎ、すぐにカッとなって、戦闘モードになる血の気の多い部分は大人になった今もあまり変わっていません（笑）。

浅見 そして今、『医者が教えてくれない発達障害の治り方』なんていう本を出してしまったのですね（笑）。

大久保 今、私がギョーカイから離れ、一人で自分の信じる道を歩んでいけているのは、母から受け継いだ闘う姿勢が大きいはずです。

父からは正義感を受け継ぎました。父はその仕事を通して、正義を実現してきた人でした。ただ、父からの正義感だけでは、一人で闘う道は選択しなかったと思います。

父からは優しさを、母からは世の中の厳しさと闘う姿勢を教わりました（爆）。

浅見 まさにご両親から受け継がれたものを今のお仕事に活かしていらっしゃいますね。

このように、読者の方が一人一人の資質の棚卸をなさるのがまたお子さんの発達に活きると思って、個人的なことをおききしてしまいました。

おききするだけだと申し訳ないので、私も自分の分析を話しますね。

私は父からは運の良さと勘の良さを、そして母からは他人の苦境を本気で思いやる力、そしてそれを打開する実行力を受け継いだと思います。まあときにその熱さをこちらに向けられると、それはうっとうしくもあるのですが。だから私が暑苦しく「治そう！」と叫ぶのをうっとうしい気持ちで見ている人の気持ちもわかるのです（笑）。

大久保　浅見さんは常に時代の一歩先を読まれ、行動されてきたように感じます。

赤本こと『自閉っ子、こういう風にできてます！』が出版されたころ（二〇〇四年）は、誰も自閉っ子の身体に注目してはいませんでしたが、今では発達の遅れに気づいたばかりの親御さんも、学校も支援者も、当たり前のように身体に注目し、アプローチしています。

この時代の先を読む力と、時代を作る力は、お父様から受け継がれた「運の良さと勘の良さ」で表されるのかもしれませんね。

その土台は子ども時代にたっぷり遊ばれたことではないでしょうか。

浅見　今も年の割に身体を使った遊びが好きだと思います。

会社員時代、長時間労働は気になりませんでした。でも定時が決まっている仕事では、平日なかなかお日様にあたれないのがつらかったんです。お日様にあたりたい。それも「自分の正義を実現させたい」と同じように独立の動機の一つですね。

出版不況と言われる中で事業を立ち上げ、以降ずっと出版事業は冬の時代ですが、色々な出会いに恵まれて二十五周年を迎えることができました。

その中でも発達障害との出会いは大きかったです。

この人たちの不便さがどうにかならないのだろうか？　その問題を本気で考えに考え、本を出してきました。

その結果喜んでくださる人が増えて嬉しい二十五年でした。

大久保　あ、あともう一つ家族に関して言っておきたいことがあります。

私自身の場合、愛着障害がないといいますか、愛着の土台がしっかりしているのも、支援者として活かされている資質、条件だと思います。これも浅見さんと共通しているところではないでしょうか。

施設で働いていたときは、人里離れた場所だったためネットの電波が通らず、しかも仕事が多忙でしたので、浅見さんのブログやツイッターなどを拝見したことはありませんでした。てらっこ塾を始めてから、浅見さんのツイッターを知り、そこからブログも拝読させていただくようになったのですが、最初の印象は「ご両親から愛情たっぷりに育てられた方だな」というものです。そのあと、愛甲修子さんの『愛着障害は治りますか？』が発売され、私も読み進めていく中で、自分自身も当たり前と思っていたけれども、両親から大切に、そして愛情をかけて育てられたのだと気づきました。この社会、世の中に対して、なんの不安感もありませんし、私自身、何度失敗しても大丈夫、たとえ世界が全員敵になったとしても、親と家族は絶対に味方でいてくれる、そんな感覚をもって生きてきました。ですから、全力で他人のために行動できるのだと思います。

浅見　敵はね、作るものではなくできるものですね。本気で仕事していたら、必ずできます。木に葉っぱが生えるような自然現象ですから、いちいち気に留める必要もありません。

大久保　そう思えるのは土台がしっかりしているからです。

一方で親御さんの中には、愛着障害を持っている方が少なくありません。そういった親御さんに共通するのは、我が子のための行動が子育て、ではなく、子育てという役割を与えられ、こなしている、という様子があることです。我が子のために何でもする、他人の幸せ、喜びのために行動する。そのような姿を「無償の愛」と表現することがあります。でも、愛着障害を抱えた親御さん達は、我が子に対しても、無償ではいられないのです。必ずどこかに見返りを求めている。そして中には、我が子のためにあれこれしている自分自身を嫌悪感で包んでしまう人もいます。「なんで、この子ばかり遊んでもらっているんだ」「なんでこの子ばかり、優先されるんだ」。愛されていない裏を返せば、自分に注目してほしい、自分を大切にしてほしい、愛してほしい、という想いがあるのだと思います。他人のために本気になれない人には、愛着という課題があることが多いです。

最初の頃、ツイッター上で、浅見さんの行動を「お金儲けのため」と言っているような連中がいました。正直、何を言っているのか、よくわかりませんでした。浅見さんの言動には、私心が一ミリも入っていません。純粋に、まっすぐ自閉っ子達の身体がラクになるように、藤家さんが幸せになれるように、他人のために本気になっている様子が伝わってきました。他人のために本気になり、そして行動できるというのは、愛着という土台が確固たるもので、揺るぎないからだと思います。『愛着障害は治りますか？』を読んで初めて、自分自身がしっかり愛されてきたのがわかりました。もう十、二十年くらい早く読んでいれば、親とあれほど喧嘩しなくて良かったのにと思っています（笑）。

今わかったような気がしますが、正義感も、愛着という土台も、両親からもらったものです。私が家庭支援にこだわり、その家庭、家族の資質に合った子育てを求めるのは、こういった自分の親の世代との繋がり、自分の子ども時代の経験が関わっているのかもしれないと思いました。

子育てや発達援助が上手な親御さんというのは、特別支援や療育、発達障害の知識が豊富な親御さんというよりは、むしろ、あまりそういった知識や情報に振り回されていない親御さんだと感じます。

そしてそういった親御さんは、ご自身の直感をうまく活かしながら、「こうやったらいいかも」「こんな遊びが楽しいかも」という具合に、子育てをされ、子どもさんもそれに応えるようにしてどんどん発達成長されている印象を受けます。

我が子が治ったと喜んでいる親御さんというのは、「やっとの思いで」「苦労に苦労を重ねて」というよりも、ご自身も楽しみ、笑顔が多かった気がします。

つまり、親御さんが「心地良い」ことを実行されている。

「心地良い」は親御さんの直感が働いている状態であり、その直感の源はどこかといえば、今までの体験や記憶だと思います。

その豊富な記憶の中から、直感的に我が子の発達に良いアイディアを導き出している。

じゃあ、その記憶は何かと言えば、我が子と過ごしていた時間における出来事だけではなく、親御さん自身が生きてきた人生、そのものも含まれているのだと思います。

当然、我が子と親御さんは遺伝的に受け継いでいる部分がありますので、親御さんの人生の中での体験も、貴重な情報になると言えるのです。

ですから、我が子の子育て、発達援助をより良いものにしていくためには、我が子、親である自分、またその親である祖父母、三代の記憶と情報にアクセスすることが重要なんだと私は結論づけました。

勉強熱心で、色々な資格を習得する親御さんほど、子どもの発達につながらないことを行っているように感じます。

これは療育や支援という表面的で乏しい情報にアクセスしているからではないでしょうか。自閉症や発達障害、支援のプロになれたとしても、我が子の専門家になることはできないのでしょう。

我が子の専門家になるための答えは、親の代から受け継いだものの中に、そして親である自分の人生と、我が子が歩んできた時間の中にあるのだと思います。

浅見　大久保さんも私も自分の正義を実現したくて事業を起こした。そしてたしかに正しさを貫くには色々な障壁があります。

そして私の場合、自分が正しいと思うことを貫いても、いくら悪口言われても、社会でやっていけることを実感して、どんどんどんどん気楽になってきた。それが父から受け継いだ運の良さの賜物だったと思います。

ただし闘う性質は私の場合、両親というより祖父から受け継ぎました。祖父は闘わなければならないめぐり合わせの人でした。私もそう。

大久保さんがおっしゃるとおり、三世代で考えると見えてくるものがありますね。

私は発達障害がある人たちに「この世はひどい場所ではない」と伝えたくて本を作ってきました。

発達障害の人の幸せを本気で願ううちに、行政や医療のひどいふるまいを見てしまいました。けれども医療や行政の助けは幸せな大人として社会を生きていく上で必ずしも必要ではない。それを伝えたくてこのシリーズを企画しました。

お付き合いいただき、ありがとうございました。

引き続き、よろしくお願いいたします。


親が受け継いできた資質の中に、子どもの発達のヒントがある。

あとがき

大久保悠

二〇一一年三月十一日、我が家の長男は妻のお腹の中にいました。町が一瞬にして津波に飲みこまれる映像、被災された方達の姿と声、日本全体が悲しみと不安で包まれていた中、妻は妊娠後期から出産を迎えました。生まれた息子は健康そのもので、何も心配なく成長を見守っていたのですが、一つ気になることがありました。それは怖がりであるということです。

しかし、あるとき、性格や育て方だけに原因があるのではないかもしれない、と思うことがありました。保育園のクラスの懇談会に出席したとき、保育園の先生が「このクラスの子ども達は、今まで担当してきた子ども達、他の年齢の子ども達とは様子が違っている」と仰っていたのです。全体的に幼くて不安が強く、なかなか一歩が踏み出せない子が多い、と園での様子を話されていました。

そんな出来事があったあと、二〇一六年六月に灰谷孝さんの『人間脳を育てる』が出版されました。そこで初めて私は【恐怖麻痺反射】という概念を知りました。確かに息子は、息子たちの学年の子ども達は東日本大震災を体験している、お母さんのお腹の中で。現在のコロナ騒動の中での妊娠出産をされているお母さん達同様、当時のお母さん達も不安な日々を過ごしていたのだと思います。

発達相談で全国各地に伺っても、この年代の子ども達には同じような特徴が見られました。「特定の何が」ということはないのだけれども、いつもなんとなく不安感を持って生活している。内面的なことだけではなく、背中が固い、まっすぐ寝ることができない（赤ちゃんの体勢で丸まって寝る）、呼吸が浅いなどの特徴が顕著でした。また、暗い場所を極端に怖がる、揺れを怖がる、顔に水がかかるのが苦手などの身体・感覚的な特徴も共通していました。母親の身体に触れたがったり、まるでへその緒が繋がっているかのように、お母さんが不機嫌になれば子も不機嫌になり、お母さんが不安になれば子も不安になる、といった関係性の特徴もみられたりしています。

胎児期の子どもは、触覚（受胎後七・五週〜十八週）、前庭感覚（二十一〜二十四週）、味覚・嗅覚（十二〜十四週）、聴覚（二十〜二十四週）、視覚（二十三〜二十五週）というように、妊娠初期から中期にかけて神経を発達させていきます。つまり、胎児もお腹の中で感じている。当時、数か月にわたってお母さんが不安を感じていたように、胎児も少なからず不安を感じていたのだと想像します。それが出生後、周りの世界を感じるときの枠組みとなり、頭ではなく身体・感覚が反応しているのだと思います。このように個人的な出来事（不規則な仕事、過重な労働、引っ越し、離婚や死別、ＤＶ、夫婦や親族との不仲）だけではなく、災害等の影響で胎児期の課題をもったまま、生まれてくる子ども達がいるのです。

コロナ禍で、分娩時だけではなく日常生活でも不安やマスクの着用が常態化しています。その影響は大人以上に、子ども達に大きく表れると考えられます。三歳の子どもにとって、この一年半は人生の半分。一歳半の子どもにとって、この非日常が人生のすべて。彼らにとっては、顔が半分見えないのが自然であり、密にならないのが常識になります。胎児が感じる外側の世界は常に不安で、かつ酸素が薄いため、共通の課題を持って生まれてくる子ども達が特定の年代に多くなるかもしれません。

しかし私はそんな子ども達の未来を悲観していません。何故なら、私達は過去から学び、未来を想像し、準備を行うことができるからです。

二〇二〇年、一度目の緊急事態宣言が発出され、予定していたすべての出張と仕事がキャンセルになってしまいました。当時の私は「未知のウィルス」に不安を感じていた一方で、子ども達の発達に関わる人間として何ができるか、この事態が終息した後のために何を準備すべきかを考え、行動していました。具体的には自粛生活やマスク着用により呼吸の発達に影響が出る子ども達が増えると想像し、呼吸器系、鼻や口の発達を中心に勉強し直しました。

このように書くと、私自身に先見の明があるような印象を与えてしまうかもしれませんが、事実はそうではありません。私が未来に向けた準備に歩みだせたのは、同じような危機感と課題認識を共有できた人達がいたからです。コロナ禍以前から同じ志で発達障害と向き合っていた親御さん達、実践家の人達は、いち早く自粛生活が与える子ども達への影響を指摘していました。顔が半分見えないことで表情を理解する力に影響が出るのでないか、口元が見えないことで発語や咀嚼の模倣ができないのではないか。酸素不足が神経発達に与える影響。身体接触や集団活動、運動や遊びの機会が制限されることによる心身の発達への影響など、主にSNS上で意見や情報が交わされていました。そして親御さん達は、園や学校に通えない今だからこそ、家でできる子育てをと動き出し、またそれを後押しすべく実践家の人達はインターネットを介した講演や個別相談の準備を始めていました。

子ども達の発達に本格的な影響が表れるのは、コロナ禍が終わってからだと思います。ただ、どういった影響が実際に出るかは、その時になってみなければわかりません。でも大丈夫です。発達のヌケや遅れは、「あとからでも取り戻せる」と教えてくれた元発達障害の子ども達、若者たちが大勢いるからです。環境によって神経発達に影響が出たのなら、環境によって改善、治すことができる。コロナ禍で受けた発達への影響も、きっと育て直す方法があるはずですし、そういった知見、アイディアを持った人は必ずどこかにいるはずです。もしなければ、人間らしく人と人が密に関わり合い、みんなで協力し、課題を解決するためのアイディアを生みだしていけばいいのです。

私自身も、その一人になれるよう日々研鑽と試行錯誤をしながら、子ども達のより良い未来のために準備していきたいと考えています。

二〇二一年　六月

● こういう本を読んできました（大久保悠）●

『〈正常〉を救え』アレン・フランセス＝著／講談社
『発達障害バブルの真相』米田倫康＝著／萬書房
『ADHD の正体』岡田尊司＝著／新潮社
『子どもの発達障害 誤診の危機』榊原洋一＝著／ポプラ新書
『新版 就学時健診を考える』小笠毅＝著／岩波ブックレット
『障害者の経済学』中島隆信＝著／東洋経済新報社
『自閉症かな？と思ったとき』オスナット・テイテルバウム＋フィリップ・テイテルバウム＝著／診断と治療社
『標準 ディベロップメンタルケア』日本ディベロップメンタルケア（DC）研究会・編＝著／メディカ出版
『写真でみる 乳幼児健診の神経学的チェック法』前川喜平＋小枝達也＝著／南山堂
『正常からの逸脱を見抜く 少し気になる新生児の所見』『With NEO』編集部＝著／メディカ出版
『発達障害の原因と発症のメカニズム』黒田洋一郎＋木村-黒田純子＝著／河出書房新社
『胎児の環境としての母体』荒井良＝著／岩波新書
『脳とからだ』荒井良＝著／社会思想社
『幼児教育と脳』澤口俊之＝著／文藝春秋
『ヒトの発達の謎を解く』明和政子＝著／ちくま新書
『赤ちゃんと体内時計』三池輝久＝著／集英社新書
『今なぜ発達行動学なのか』小西行郎＋加藤正晴＋鍋倉淳一＝著／診断と治療社
『発達障害の改善と予防』澤口俊之＝著／小学館
『感覚統合の発達と支援』A・ジーン・エアーズ＝著／金子書房
『０～４歳の脳を元気にする療育』浅野幸恵＝著／築地書館
『発達を学ぶ　発達に学ぶ』藤野友紀＝著／全障研出版部
『子どもの「手づかみ食べ」はなぜ良いのか？』山口平八＋清水フサ子＝著／IDP 新書
『さくら・さくらんぼの障害児保育』斎藤公子＝著／青木書店
『斎藤公子保育実践全集１　哲学と保育』柳田謙十郎＋斎藤公子＝著／創風社
『斎藤公子保育実践全集３　保育とはなにか』秋葉英則＋宍戸健夫＋田中昌人＋広木克行＋清水寛＝著／創風社
『斎藤公子保育実践前週５　６歳児の保育と保育思想の発展』広木克行＋斎藤公子＝著／創風社

『発想の航跡』神田橋條治著作集／岩崎学術出版社
『発達障害をめぐって』神田橋條治＝著／岩崎学術出版社
『精神科養生のコツ』神田橋條治＝著／岩崎学術出版社
『心身養生のコツ』神田橋條治＝著／岩崎学術出版社
『「心身養生のコツ」補講50』神田橋條治＝著／岩崎学術出版社

● 花風社の本 ●

『自閉っ子、こういう風にできてます！』ニキ・リンコ＋藤家寛子＝著／花風社
『続自閉っ子、こういう風にできてます！』岩永竜一郎＋藤家寛子＋ニキ・リンコ＝著／花風社
『続々自閉っ子、こういう風にできてます！』岩永竜一郎＋藤家寛子＋ニキ・リンコ＝著／花風社
『発達障害は治りますか？』神田橋條治ほか＝著／花風社
『活かそう！発達障害脳』長沼睦雄＝著／花風社
『自閉っ子のための道徳入門』社会の中で生きる子どもを育む会＝著／花風社
『30歳からの社会人デビュー』藤家寛子＝著／花風社
『自閉症者の犯罪を防ぐための提言』浅見淳子＝著／花風社
『脳みそラクラクセラピー』愛甲修子＝著／花風社
『自閉っ子の心身をラクにしよう！』栗本啓司＝著／花風社
『芋づる式に治そう！』栗本啓司＋浅見淳子＝著／花風社
『支援者なくとも、自閉っ子は育つ』こより＝著／花風社
『人間脳を育てる』灰谷孝＝著／花風社
『愛着障害は治りますか？』愛甲修子＝著／花風社
『人間脳の根っこを育てる』栗本啓司＝著／花風社
『発達障害、治るが勝ち！』浅見淳子＝著／花風社
『感覚過敏は治りますか？』栗本啓司＝著／花風社
『NEURO』浅見淳子＝著／花風社
『発達障害でも働けますか？』座波淳＝著／花風社
『知的障害は治りますか？』愛甲修子＝著／花風社
『発達障害・脱支援道』廣木道心＝著／花風社